心胸外科诊疗精要

王振东　周成伟　张建鹏
吴耿刚　刘连弟　王玉龙　主编

U0397038

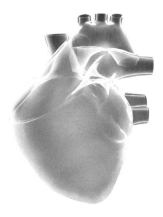

广西科学技术出版社

·南宁·

图书在版编目（CIP）数据

心胸外科诊疗精要 / 王振东等主编 . -- 南宁：广西科学技术出版社，2024.8. --ISBN 978-7-5551-2223-4

I. R65

中国国家版本馆 CIP 数据核字第 2024YK2784 号

XINXIONG WAIKE ZHENLIAO JINGYAO

心胸外科诊疗精要

王振东　周成伟　张建鹏　吴耿刚　刘连弟　王玉龙　主编

责任编辑：黄焕庭　　　　　　　　　装帧设计：梁　良

责任印制：陆　弟　　　　　　　　　责任校对：冯　靖

出　版　人：梁　志　　　　　　　　出版发行：广西科学技术出版社

社　　　址：广西南宁市东葛路 66 号　邮政编码：530023

网　　　址：http://www.gxkjs.com

印　　　刷：广西民族印刷包装集团有限公司

开　　本：787 mm×1092 mm　1/16

字　　数：189 千字　　　　　　　　印　　张：9.75

版　　次：2024 年 8 月第 1 版　　　印　　次：2024 年 8 月第 1 次印刷

书　　号：ISBN 978-7-5551-2223-4

定　　价：98.00 元

编委会

前　言

　　心胸外科是临床医学的重要组成部分，也是外科学发展的热点、难点及临床新技术应用的亮点。心胸外科医生面对的工作对象是具有特殊性的患者群体，此类患者的重要脏器有不同的病症，而这些脏器在维持人的生命健康中起着十分重要的作用。心胸外科疾病的诊治不仅需要具备本专业知识，还需要具备影像学、心脏超声、体外循环、手术和术后监护等方面的知识，这对心胸外科医生提出了更高的要求。近年来，随着医疗技术的不断发展，心胸外科学无论在临床实践还是在理论水平上都有了明显的发展和提高。新理论和新技术不断涌现，使心胸外科学的内容越来越丰富，临床对心胸疾病诊断的精准性得到显著提升。

　　《心胸外科诊疗精要》涵盖了临床常见心胸外科疾病的诊断、治疗，不仅介绍先天性心脏病、心脏瓣膜病、胸部损伤、胸壁疾病、纵隔疾病等的诊疗，也介绍疾病的病因病理、临床表现、检查诊断方法、鉴别诊断、外科方法、相关手术操作技巧等，内容翔实，实用性较强，贴近临床实践，可以为心胸外科的医务人员提供临床实践参考与帮助。

　　本书的编写，虽力求做到全面科学、文风统一，但由于编者水平有限，书中难免存在疏漏和不足之处，敬请读者见谅并予以批评指正，以供再版时修订。

编　者

2024 年 6 月

目　录

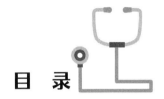

第一章　胸部的解剖与生理 / 1

第一节　气管、支气管及肺 / 1

第二节　食管 / 4

第三节　纵隔 / 7

第四节　胸壁、胸膜及膈肌 / 8

第五节　心脏 / 12

第二章　临床心胸外科常见症状 / 19

第一节　胸痛 / 19

第二节　咳嗽与咳痰 / 24

第三节　咯血 / 28

第四节　呼吸困难 / 29

第三章　临床心胸外科常用检查 / 32

第一节　体格检查 / 32

第二节　影像学检查 / 34

第三节　支气管镜检查 / 53

第四章　先天性心脏病诊疗 / 64

第一节　右心室流出道及肺动脉狭窄 / 64

第二节　法洛四联症 / 69

第三节　肺动脉闭锁 / 76

第四节　动脉导管未闭 / 84

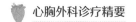

第五章　心脏瓣膜病诊疗　/ 90

第一节　三尖瓣疾病　/ 90

第二节　风湿性心脏瓣膜病　/ 93

第三节　缺血性心脏瓣膜病和退行性心脏瓣膜病　/ 106

第六章　胸部损伤诊疗　/ 117

第一节　肋骨骨折　/ 117

第二节　胸骨骨折　/ 118

第三节　气胸　/ 119

第四节　血胸　/ 121

第七章　胸壁疾病诊疗　/ 123

第一节　胸壁畸形　/ 123

第二节　肋软骨炎　/ 129

第三节　胸壁结核　/ 133

第四节　胸壁肿瘤　/ 138

第八章　纵隔疾病诊疗　/ 142

第一节　原发性纵隔肿瘤　/ 142

第二节　重症肌无力　/ 145

参考文献　/ 148

第一章 胸部的解剖与生理

第一节 气管、支气管及肺

一、气管

呼吸系统主要由鼻、咽、喉气管、支气管和肺组成。从鼻到各级支气管为提供气体的通道，肺则为气体的交换场所。

（一）气管的结构

气管是由一系列软骨环，间以平滑肌纤维、黏膜和结缔组织构成的后壁略扁平的圆筒形管道。气管上端以环气管韧带连接喉的环状软骨，下端连接两侧主支气管。上平第 7 颈椎体上缘，向下至胸骨角平面分左、右主支气管。成年男性气管长度约 11 cm，女性稍短。管腔前后径小于横径，前后径约 1.8 cm，横径约 2 cm。气管软骨呈 "C" 形，约占气管周径的 2/3，为 14～17 个，每厘米有 1～2 个环，缺口对向后方。气管壁由黏膜层、黏膜下层、软骨及肌肉层构成。黏膜上皮为假复层柱状纤毛上皮；黏膜下层为疏松结缔组织，含有血管、淋巴管和神经，黏液腺丰富，开口于管腔，肌层多为弹性平滑肌；外膜由软骨环和疏松结缔组织构成。

（二）气管的分段和毗邻

以胸廓入口为界，气管分为颈段和胸段。颈段较短，沿颈前正中线下行，在胸骨上切迹处可以触及，气管可随颈部屈伸而上下移动，当颈屈曲时，气管几乎可以全部进入纵隔内。因此，气管袖状切除吻合术后患者常保持颈屈曲位。颈段气管的前方有甲状腺峡部，两侧有甲状腺侧叶和颈大血管，后方有食管。胸段前方有左、右无名静脉，主动脉弓及胸腺（小儿），后方紧靠食管。气管、食管旁沟内有喉返神经平行通过。

（三）气管的血管、淋巴管和神经

气管的血供是分阶段的，上段来自甲状腺下动脉和静脉的气管支，下段则由

支气管动脉的分支供血，大部分气管和食管的血供是共同的。另外，气管两侧还有纵向血管链，如手术时广泛地分离并切断侧面血管链，容易引起气管缺血而导致坏死，因此一般气管的游离长度掌握在 1 cm 左右。气管的淋巴引流丰富，前方和两侧有淋巴结群，与颈部、肺及支气管淋巴结交通。气管神经来自迷走神经的分支、喉返神经的气管支及交感神经。

二、支气管

支气管为气管的向下延伸，左、右各一支，两支气管之间夹角为 65°～80°，其大小与胸廓的形态有关。右主支气管短粗，长 2～3 cm，直径为 12～16 mm，它与气管中线的延长线有夹角，男性平均是 21.96°，女性平均是 24.7°，因此气管内异物易进入右侧支气管。左主支气管细长，长 4～5 cm，直径为 10～14 mm，与气管中线延长线有夹角，男性平均是 36.4°，女性平均是 39.3°。右主支气管约在第 5 胸椎体高处经右肺门入右肺，左主支气管约在第 6 胸椎体高处，经左肺门入左肺。

右主支气管继续延伸发出二级支气管，即右上叶支气管、中叶支气管和下叶支气管，上叶和中叶开口之间的支气管部分称中间段支气管，长 1.7～2 cm，右侧肺动脉干跨过此段。二级支气管很快分支成为三级支气管，即段支气管，通向相应的肺段。临床以肺段的相应名称来命名各肺段的支气管。

左主支气管分叉情形基本同于右侧，与右侧稍有不同的是：①左上叶支气管长度较右侧稍长 11～16 mm。②从上叶支气管发出舌段支气管（类似右侧中叶支气管）。③上叶支气管发出后再向下很快发出下叶第 1 个分支，即背段支气管，此分支距离较短，仅约 0.5 cm。因此，左下叶支气管肿瘤手术不宜做袖状切除。

三、肺

肺分左、右肺叶。左、右肺由斜裂分为上、下两叶，右肺上叶又被水平裂分为上、中两叶。

（一）肺门与肺根

肺门位于肺内侧面中部的凹陷处，内有支气管、肺动静脉、支气管动静脉、神经及淋巴管通过，临床上称此处为第 1 肺门。各肺叶的肺叶支气管及动、静脉出入肺的实质处称为第 2 肺门。出入肺门的各结构借助结缔组织相连，并被胸膜包绕形成肺根。根据肺根结构的位置关系，由前向后依次为肺上静脉、肺动脉、主支气管；由上向下左右略有不同，即左侧为左肺动脉、左主支气管、左肺下静脉，右侧为右肺上叶支气管、右肺动脉、右肺下静脉。左、右肺下静脉位置最低，切开下肺韧带向上可见肺下静脉。

（二）肺段

按肺内第 3 级支气管及其动脉分布情况，将肺分成小段，称为肺段。各肺段呈圆锥形，底部位于肺表面，尖端朝向肺门。肺段为较小的肺叶独立单位，肺静脉在肺段之间走行。临床上可以做肺段切除，采用的有舌段、背段切除。右肺叶分 10 段，左肺叶分 8 段。

（三）肺血管

肺动脉干起于右心室，在主动脉弓下方分为左肺动脉、右肺动脉。左肺动脉较短，于左肺门顶部绕左上叶支气管上后方而进入肺裂。此后沿肺裂下行，沿途发出各基底动脉支进入相应的肺段。左侧肺动脉发出到上叶的分支变异较大，少则 2～3 支，多则 6～7 支，常见的是 4～5 支，而且各肺段动脉的发出位置也不恒定。舌段动脉有时为单支直接从左肺动脉发出。下叶的背段动脉 64% 为单支，34% 为双支，为下叶动脉最高分支，在左侧其发出平面常高于舌段动脉支，因此在行下叶切除时，背段动脉常需单独处理。总之，由于左肺动脉分支变异较多，手术时一定要先游离，暴露出一定的长度，再确定该动脉是否通向需要切除的肺叶，确认无误后再结扎、切断。右肺动脉较长，在右上肺静脉上后方横行进入右肺门，随即向下弯行入肺裂，于肺裂下部分再分成几支基底段动脉支，进入右下叶基底段内。右肺动脉的分支变异较少。第 1 分支为前支，为单支或双支，进入右上肺尖段及前段，于横裂根部右肺动脉发出后，升支动脉进入右上叶后段，因该支发出后向上行走，故称为升支。有时升支可能自背段动脉发出（约10%），术中要仔细辨别。右上肺动脉的解剖须切断右上肺静脉之后才显露清楚，术中往往先处理右上肺静脉，后处理右上肺动脉。中叶动脉和下叶背段动脉发出平面大致相同，几乎呈对应关系，因此做肺下叶切除时须先单独处理背段动脉，以保全中叶动脉。中叶动脉可以是单支，也可以是双支。

肺静脉系统由末梢小静脉支汇集成为肺段静脉，再由肺段静脉汇集成为肺叶静脉，然后汇集为两侧上、下肺静脉。两侧肺静脉均由肺门处进入心包，在心包内经过少许行程，再注入左心房。各肺静脉走行、部位及分支均较恒定，两侧上、下肺静脉几乎均由三支汇合而成。处理肺上静脉时，最好在分支平面结扎、切断，一旦发生出血，可先局部压迫，然后切开心包，在心包内解剖肺静脉控制出血。

（四）肺血管的心包内解剖

由于在心包内动脉的一圈大部分有浆膜壁层心包覆盖，因此术中必须切断纤维组织层以后，血管才能游离。上、下肺静脉经过心包时有浆膜层包绕，通常后1/3圈不是游离状态的，心包内处理上、下肺静脉同样要先剪开这一层。上、下肺静脉分别注入左心房。而左侧肺静脉变异较多，通常有4支肺静脉汇成一个共同静脉干入左心房，在行左侧肺叶切除术需心包内处理血管时要加以注意。

（五）肺的淋巴与神经分布

肺的淋巴分深、浅两组，分别汇合成淋巴管，最后回流至支气管肺门淋巴结。

肺的神经来自肺丛，该肺丛由迷走神经的肺支和来自胸1～5交感神经节发出的神经纤维组成。迷走神经的传入纤维形成呼吸反射弧的传入部分，传出纤维管理支气管平滑肌的收缩和腺体的分泌，交感神经的传出纤维管理支气管的扩张。

第二节　食管

食管为消化道的入口，主要功能是作为从口腔吞咽食物至胃的通道。在食管的上端和下端有括约肌，其功能分别是防止误吸及胃食管反流。

一、食管的走行

食管位于后纵隔内，始于第6颈椎水平，上起咽部，下端相当于第10胸椎处穿过膈肌，止于胃贲门。成人食管长约25 cm，如加上门齿到咽的距离15～16 cm，全程长40～41 cm，随人体身高的不同略有改变。临床上把食管划分为3段，食管有3个生理性狭窄，3个自然弯曲，有3处部位易发生憩室。

（一）分段

早年按照食管上、下位置，以主动脉弓上缘和下肺静脉下缘平面为界，分为上段、中段和下段。因临床检查很难确定下肺静脉的下缘，因此食管中、下段的划分常存在困难，且这2个部位的肿瘤切除在手术难度上和手术方式上均有不同。近年有研究人员提出修改食管的分段标准，即食管自入口（环状软骨下缘）至胸骨柄上缘为颈段，其下为胸段；胸段食管又分为上、中、下3段，胸骨柄上缘平面至气管分叉（隆嵴）平面为胸上段，气管分叉至贲门口平面的中点以上为胸中段，以下为胸下段（包括腹段食管）。从实用性上评价，新标准更为合理。

（二）生理性狭窄

第 1 个狭窄位于咽与食管相接处，是环咽肌围绕造成的，管腔直径约 1.4 cm，距门齿约 15 cm，是食管的最窄处。第 2 个狭窄是由左主支气管和主动脉弓跨过食管的前壁和左外侧壁的压迫造成，管腔直径平均在 1.5～1.7 cm，距门齿约 22.5 cm。第 3 个狭窄位于膈肌食管裂孔处，是由胃食管括约肌功能造成的，管腔直径经测量平均在 1.6～1.9 cm，距门齿约 40 cm。

（三）生理性弯曲

食管全程有 3 个自然弯曲，有 3 次偏离中线。起始端以下略偏左，在颈根部第 2 胸椎附近稍偏右，自第 5 胸椎以下又偏左，穿过膈肌食管裂孔与贲门相连。了解、掌握食管的走行有助于指导食管手术的径路。由于解剖上的原因，临床上食管有 3 个部位易发生憩室：咽与食管的交界处、膈上食管下段及食管中段的支气管旁。

二、食管的毗邻关系

（一）颈段食管

颈段食管的前方为气管，后方为覆盖于颈长肌的椎前颈筋膜。气管与颈段食管的两侧沟内有左、右喉返神经。颈段食管的两侧与颈血管鞘相邻，内含颈动、静脉和迷走神经，并有相应的甲状腺及甲状腺下动脉。在颈部食管游离时，应避免损伤动脉鞘及迷走神经的喉返支。

（二）胸段食管

胸段食管位于胸腔内后纵隔。在第 5 胸椎水平以上的食管前方有气管，在气管分叉平面的食管右侧有奇静脉弓，左侧有主动脉弓底部和降主动脉。由此向下，食管位于心包及左心房的后方。气管分叉以下食管位于脊柱前，食管、脊柱之间含有奇静脉、胸导管、肋间血管及降主动脉。腹段食管穿过膈裂孔位于主动脉的前方，长 2～4 cm，在腹腔内时有腹膜（胃膈韧带）及筋膜覆盖，位于肝左叶的食管沟后方。前、后迷走神经干分别紧贴食管的前、后方。腹段食管的后部与膈肌脚、脾缘相邻，形成扁平细长的盲孔，是发生膈下感染不易充分引流的部位。

三、食管的血液供应

（1）食管动脉：颈段主要来自甲状腺下动脉的分支，胸段主要来自支气管动脉及降主动脉的分支，腹段主要来自胃左动脉分支。各动脉间虽有吻合支，但并不丰富，因此在术中不宜过多地游离食管。

（2）食管静脉：与食管动脉伴行，上段主要注入甲状腺下静脉，中段主要流入奇静脉、半奇静脉，下段与胃底静脉相吻合。此部分为门静脉及体循环静脉的主要交通支，门静脉高压患者食管静脉扩张，破裂时可造成大出血。

四、食管的淋巴引流及神经分布

食管上段的淋巴管注入气管淋巴结和颈深淋巴结；食管中段的淋巴管注入气管、支气管淋巴结以及沿食管和主动脉周围排列的纵隔淋巴结；食管下段的淋巴管汇入沿胃小弯排列的胃上淋巴结，一部分食管淋巴结可直接注入胸导管。胸导管长约40 cm，起于乳糜池，沿腹主动脉右后方向上，经主动脉裂孔进入胸腔，位于胸椎右前方，奇静脉与胸主动脉之间，至第5胸椎平面，在胸主动脉平面跨过脊柱左前方，继续上行，沿左锁骨下动脉内侧至颈部转向左下，注入左颈内静脉或左静脉角。胸导管接收膈肌以下所有器官和组织的淋巴液。左上肢、头颈的左半，胸壁、大部纵隔器官、左肺及左膈的淋巴液流入胸导管，胸部其余淋巴注入右淋巴导管。食管的神经支配无外科重要意义，当行食管切除时，喉返神经以下的迷走神经一般随食管一并切除。

五、食管的结构

食管结构分4层：外层（纤维层）、肌层、黏膜下层及黏膜层。外层亦称纤维层，包括致密结缔组织的外膜。肌层由较厚的外层纵层及内侧环层组成。食管的上1/4部位肌层呈横纹状，以下渐为平滑肌替代，下1/2全部为平滑肌。食管下端环形肌较厚，但无解剖上的括约肌。黏膜下层比较疏松，吞咽时黏膜层易于伸展，黏膜下层有食管腺，通过腺管开口于食管腔。黏膜层为浅灰红色的坚韧层，为非角化复层鳞状上皮。

六、食管胃结合部

这个部位像咽、食管连接部一样，在非进食状态下处于关闭状态。它唯一的生理功能是保证食物由食管到胃的单向流动，防止胃内容物反流入食管。从解剖结构上看，食管胃结合部自上而下可分为膈上段的壶腹区、食管下端狭窄高压区、前庭（腹内段）及贲门。对贲门的抗反流作用具有生理作用的解剖因素有6个，具体是：①食管裂孔周围的膈肌角纤维吸气收缩时对食管下端有一种钳夹样作用。②食管下端增厚的肌纤维和来自胃底的内层斜形肌纤维相结合、交错，形成一种皱襞样的活瓣结构。③下段食管和胃底之间所形成的锐角（His 角），正常为 30°～50°。④膈食管膜以及在横膈处食管裂孔的膈食管膜结构。⑤食管下端的生理高压区，正常范围为 1.47～2.45 kPa（15～25 cmH$_2$O）。⑥吸气时腹段食管的正压作用。

第三节　纵隔

纵隔是左右胸膜之间各器官与组织的总称，左右胸膜腔以此作为分界。前至胸骨，后达脊柱，上方为胸廓入口，下方为膈肌，两侧为左、右纵隔胸膜。

一、纵隔的分区

纵隔的分区有多种划分方法，典型的有三区分区法、四区划分法和九区划分法，目前常用的是四区划分法。四区划分法以胸骨柄下缘与第 4 胸椎间隙连线为界分为上下两区；然后以心包为界将下纵隔分成前、中、后三区。有学者通过对疾病发生部位的统计分析，发现纵隔的划分区域有一定的发病规律，这为疾病的鉴别诊断提供了很大帮助（见表 1-1）。

表 1-1　纵隔分区解剖组织及常见纵隔肿瘤

分区	解剖组织	常见纵隔肿瘤
上纵隔	自前向后有胸腺、上腔静脉、主动脉弓及其分支、气管、支气管动脉、胸导管、副半奇静脉、迷走神经、喉返神经、膈神经、淋巴结、食管及交感神经节等	胸腺瘤、淋巴瘤、胸内甲状腺、甲状旁腺腺瘤
下纵隔	前纵隔有胸腺、脂肪、淋巴和疏松结缔组织	胸腺瘤、生殖细胞肿瘤、淋巴管瘤、脂肪瘤
	中纵隔有心包和心脏、主动脉、气管分叉及主支气管、淋巴结等	心包囊肿、支气管囊肿、淋巴瘤
	后纵隔有食管、降主动脉、胸导管、交感神经和周围神经	神经源性肿瘤、肠系膜性囊肿

二、纵隔的应用解剖要点

纵隔上方与颈部深筋膜下间隙相连，纵隔下方通过膈肌裂孔与腹膜后间隙相接。因此，在颈部深筋膜下间隙的渗血、感染可延及纵隔，而纵隔的炎症、渗血也可延及胸膜后间隙。手术或外伤所致纵隔气肿，也可蔓延到颈部和面部。

第四节　胸壁、胸膜及膈肌

一、胸壁

胸廓和软组织构成胸壁，胸壁和膈围成胸腔。

（一）胸廓

1. 形态特点

胸廓位于颈、腹部之间，由 12 块胸椎、12 对肋骨和 1 块胸骨加上之间的连接组织构成，形成两个横切面向上呈肾形的腔。上下各两个口：上方为入口，由胸骨柄、第 1 肋骨及第 1 胸椎构成，比较狭小，和颈部相连；下方为出口，由剑突、第 7 肋至第 10 肋融合在一起的肋软骨、第 11 肋前部、第 12 肋骨及 12 胸椎体构成，比较宽大，借助膈肌而和腹腔相隔。胸廓内面衬有壁层胸膜。

2. 胸廓功能

胸廓的功能主要是担负肺通气的运动，其次是保护内脏并支撑上肢。

3. 表面解剖标志

（1）胸骨柄切迹

胸骨柄切迹为胸骨上方的自然凹陷处。它位于胸廓入口的前面，颈部气管的最低位，是最低位气管切开的位置。检查气管有无偏移可用手指在此处触诊。纵隔有气肿时此窝变浅甚至消失；但有时此窝变浅，可能为上纵隔肿瘤前推所致。

（2）胸骨角

胸骨角为胸骨柄与胸骨体连接处的隆起。胸骨角是临床的主要定位标志，其主要意义有：①第 2 肋骨附着处，是体表计算肋骨序数的标志之一。②两侧胸膜在前纵隔正中线的相遇处。③胸骨角和第 4、第 5 胸椎椎间盘位于同一平面；此平面包括主动脉弓的下缘和气管的分叉部，是上、下纵隔的分界处。

（3）肩胛骨

肩胛骨内上角、肩峰及下角均易触摸到，可作为标志。肩胛冈对第 3 胸椎水平；肩胛骨内上角对第 2 胸椎水平；上肢自然下垂时，肩胛骨下角平对第 7 肋或第 7 肋间隙。

（二）胸壁的主要结构

1. 胸壁的骨性支架

（1）胸骨

胸骨为长形的扁平骨，位于前胸正中线，长度为 15 ～ 20 cm，由分别骨化的软骨前体而形成三部分，即胸骨柄、胸骨体及剑突。胸骨柄上缘形成胸骨上切迹，下缘与胸骨体相连，相连处凸起形成的胸骨角是其主要的体表标志。此处骨质薄弱，胸骨骨折多发生在此处。胸骨体是胸骨的主要部分，下端和剑突相连。剑突形状不一，有的下端呈分叉状。

（2）肋骨

肋骨共 12 对，偶可见颈肋和腰肋。第 1 肋骨最短，第 7 肋骨最长，胸部手术中，从切口向上不易摸到第 1 肋，故常以第 2 肋为起点向下数。肋骨呈弓状弯曲，分头、颈、结节、角及体部，在其下缘内面有肋骨沟，第 3 ～ 第 9 肋明显，肋间血管和神经沿此沟前行。

2. 胸壁肌肉及筋膜

（1）胸壁的肌肉

覆盖在胸前外侧壁的肌肉有胸大肌、胸小肌；侧方有前锯肌；背侧有斜方肌、背阔肌、菱形肌、大圆肌、小圆肌、下后锯肌及骶棘肌等。以上肌肉的主要作用是固定和运动颈、臂和躯干，有时亦辅助呼吸。胸部手术若切断某些肌肉，缝合时一定要对合整齐，术后尽早活动锻炼，争取更好地恢复功能。胸大肌血运丰富，背阔肌体积较大，临床上常利用胸大肌和背阔肌修补胸壁的缺损，充填脓腔。

（2）胸壁的筋膜

胸壁的筋膜分深、浅两层。浅层位于皮下；深层覆盖在胸肌及胸背肌的表面，并深入各块肌肉内形成每块肌肉的鞘，与颈深筋膜、腹部筋膜相连。故当外伤致张力性气胸严重时，可引起颈部、腹部和会阴部皮下气肿。

3. 肋间隙

肋间隙为胸外科常见手术的必经之路，每对肋间隙中含有肋间肌及神经、血管。肋间肌分两层：①肋间外肌位于外层，肌纤维方向斜向前下方，其作用是提肋助吸气，当切除肋骨剥离骨膜时，应遵循肋间外肌的方向进行操作，由后向前剥离上缘，而剥离下缘需由前向后，否则会感到困难，而且易伤及肋间血管、神经。②肋间内肌位于内层，肌纤维方向和肋间外肌相交叉，肋间神经和血管走行于该肌之间，其作用是协助呼气。③胸横肌与肋间内肌、腹横肌属同一层，位于胸壁的前面，其作用是收缩时可协助呼气。

4. 肋间神经

肋间神经为胸神经前支，穿出椎间孔后行于胸膜和后肋间隙之间，在后方一般走在二肋之间，位于肋间动脉上方，至肋角处进入肋沟，至肋角向前侧转位到肋间动脉的下方，走在肋沟中。肋间神经沿途分出肌支供邻近的肌肉，达腋中线处分出外侧皮支到前侧及背部皮肤，继续前进，末支在距胸骨缘约 1 cm 处穿过肋间内肌和肋间外韧带成为前皮支，分布于正中线附近的皮肤，故开胸手术后常出现伤口前下方皮肤麻木，其原因在于此。

5. 肋间血管

肋间动脉分前、后两个来源：前肋间动脉在每一肋间隙的上、下各有一支；后肋间动脉自降主动脉每个肋间向左、右分别发出一支，沿肋下向前行，在腋中线前又分为两支，与来自胸廓内动脉的前肋间动脉吻合。肋间静脉同动脉伴行，前方汇入胸廓内静脉，后方汇合成奇静脉（右）及半奇静脉（左），然后注入下腔静脉。胸廓内动脉起自锁骨下动脉，距胸骨外缘 1.5～2 cm 处平行下降，位于肋软骨后肋间内肌及胸横肌之间，有两条静脉伴行，至肋弓处分为膈肌动脉与腹壁上动脉。做漏斗胸胸骨板翻转手术时，最好保留此动脉，以维持胸骨的血液运输；在胸骨旁做心包穿刺时，应紧靠胸骨边缘进针，以免损伤此血管。第 2、第 3 肋间隙较宽，临床需要做胸廓内动脉结扎时，多选择此平面结扎较方便。当用游离空肠代食管时，可考虑用此动脉和肠系膜血管吻合。

二、胸膜

（一）解剖特点

胸膜是一层薄的浆膜，有互相移行的内、外两层：内层包绕在肺的表面，称脏胸膜；外层位于胸壁的内面，称壁胸膜。两层间构成一潜在的腔隙称胸膜腔，正常情况下仅为一薄层浆液所分开。壁胸膜和胸壁骨及肌肉之间尚有一层疏松的蜂窝组织和胸廓内筋膜，胸膜外的手术沿此层进行。

（二）胸膜功能

　　胸膜具有分泌和吸收的功能，二者互为影响。胸膜每日可分泌 600～1000 mL 液体，同等量的液体又被胸膜淋巴系统吸收，红细胞亦可能被正常胸膜吸收。毛细血管静水压和胸膜腔负压均可影响胸膜的分泌和吸收功能。

三、膈肌

（一）解剖特点

　　膈肌呈穹隆状，介于胸腔与腹腔之间，两侧膈肌不在同一平面上，通常右侧高于左侧约 4 cm。膈的周围为肌形纤维，周围的肌纤维向中央集中移行形成中心腱。膈肌的肌肉起源于三部分，即胸骨部分、肋骨部分和腰椎部分。膈肌在发育过程中，各起始部之间常形成三角形的腔隙。在膈的腰部与肋部之间称腰肋三角，膈的胸骨部与肋骨之间称胸肋三角。在胸骨的后方两个外肌束之间有一不尽明显的裂孔称正中三角。所有三角皆为解剖上的薄弱处，膈疝可发生于此，其中的左侧腰肋三角为膈疝的好发部位，占 70%～80%。从腰肋三角处发生的膈疝称为胸腹裂孔疝或椎体旁疝；从胸肋三角处发生的膈疝称为胸骨旁疝。

　　来自腰椎部分的膈肌以左、右角的形式，起自第 2～3 腰椎两侧及腰大肌上端的内侧弓状韧带和腰方肌上段端的外侧弓状韧带，在第 12 胸椎至第 1 腰椎处，左右两角会合而成一深长的裂孔，即主动脉裂孔，内有主动脉和胸导管通过。当右侧角上升时，肌纤维逐渐形成一个向前弯曲度和左角的部分肌束围成一孔，即食管裂孔，内有食管和伴行的迷走神经通过。从此孔发生的疝称食管裂孔疝，位于膈肌腱右侧。第 8 胸椎平面有一腔静脉裂孔，内有下腔静脉和右膈神经通过。

　　膈的运动及感觉神经来自颈丛（颈 3、4、5）。左、右膈神经在心包左、右两侧，经肺门前方下行到达膈肌，分成 3 支进入膈肌支配膈肌运动。正常平静呼吸时，膈肌上下移动 1～2.5 cm，膈肌总面积 250～270 cm^2，每下降 1 cm 可增加胸廓容积 250～270 mL。

（二）膈肌功能

　　膈肌除分膈胸、腹腔外，还有以下功能：①协助肺通气，参与外呼吸过程。②有利于下腔静脉血液的回流，当膈肌收缩时，腹腔内压力升高，胸腔内压更低，增大了两部分的压力差。③膈肌食管裂孔膈肌脚纤维参与形成食管下端高压区的抗反流作用。④收缩时帮助增加腹压，有利于某些动作的完成，如喷嚏、咳嗽、咳痰、排便及分娩等。

第五节　心脏

一、心脏的解剖

（一）形态及位置

心脏位于胸腔内，居两肺之间、膈肌之上，其前面邻接胸骨和肋软骨，后面主要与食管相接触。心脏的 2/3 在正中线左侧，1/3 在正中线右侧。心脏外形如锥体，基底部与大血管相连，顶部为心尖部。心房位于心室之上方，向前呈三角形突出，突出部分分别为左、右心耳。

心脏大小相当于自身的拳头，国人成年男性正常心脏重（284±50）g，女性（258±49）g，正常成人心脏大小与年龄、性别、体重及体力活动等因素有关。心脏外形分为尖、底及前后两面。心底朝向右后上方，心尖朝向左前下方，于左侧第 5 肋间隙和锁骨中线稍内侧可触及心尖冲动。在心底部有大血管出入，对心脏起固定作用。这些大血管的位置是：肺动脉在前，主动脉在后，右侧为上腔静脉，右后下方为下腔静脉，左后下方连接两对肺静脉。胸骨及肋软骨的后面称为胸肋面。心脏的后面平坦，附于膈上称为膈面。心脏表面有一环形的冠状沟，冠状动脉沿此沟行走，将心脏分为上、下两部分。上部分较小称为心房，下部较大称为心室。心室前、后两面也各有一条纵向的浅沟，均起始于冠状沟而止于心尖部，分别称为前室间沟、后室间沟，分别有前降支和后降支在此行走，前后室间沟为左、右心室在心表面的分界线。

（二）心脏各腔

心脏是一个中空的肌性器官，由四腔构成，即右心房、右心室、左心房、左心室。心的左右被心间隔分开，位于两心房之间的隔称为房间隔，两心室之间的隔称室间隔。正常时左右心房、心室之间互不相通。心房与心室间有房室口相通，分别为右房室口和左房室口。每一个房室口上附有瓣膜装置，右侧有三叶，称三尖瓣口；而左侧只有两叶，称为二尖瓣口。瓣叶组织内无心肌细胞，均由致密的纤维结缔组织构成，半透明且富有弹性。

（1）右心房

右心房房壁较薄，表面光滑。腔内面有 4 个重要标志，即上腔静脉入口、下腔静脉入口、冠状静脉窦口、卵圆窝。上腔静脉口位于右房的上壁，下腔静脉口和冠状静脉窦口位于其下壁。下腔静脉口边缘上存在一半月皱襞，在胎生阶段有引导下腔静脉经卵圆孔进入左心房的作用。冠状静脉窦口位于下腔静脉口的内上方与三尖瓣口之间，其边缘也常由半月瓣部分掩盖，为心大静脉的延续膨大部分。卵圆窝位于房间隔下 1/3 偏后，为一卵圆形凹陷，在胚胎房间隔发育过程中形成，是临床导管穿刺的安全位置。

（2）右心室

右心室略呈锥形，尖端向下，基底为三尖瓣口和肺动脉瓣口。三尖瓣是心内膜构成的皱襞，它的游离缘垂入右心室，并与腱索相连。右心室腔面的肌束纵横交错而隆起，称为肉柱。部分肌束发达，增粗，明显突起，称为乳头肌。乳头肌的数量基本与瓣膜数量相等。乳头肌尖端移行为纤维性的腱索，分别与相邻的两瓣膜连接。当心室收缩时，瓣膜受压而关闭，由于腱索的牵引作用，可以有效地阻止血液向心房逆流。右心室左上方为右心室流出道，又称肺动脉圆锥或漏斗部。流出道向左上延续为肺动脉，该动脉口的周边附有 3 个半月形瓣膜，称肺动脉瓣。

（3）左心房

左心房位于肺动脉及主动脉的后方。房内壁表面光滑，两侧壁上各有 1 个肺静脉口。

（4）左心室

左心室亦呈锥形，尖向左下，底部有两个通口，右前方为主动脉口，瓣口边缘有 3 个半月形瓣膜，称主动脉瓣。主动脉瓣与主动脉壁之间形成窦，称主动脉窦（又称 Valsalva 窦）。在主动脉窦的中 1/3 处近动脉瓣游离缘水平有冠状动脉的开口。根据左、右冠状动脉开口的位置，又将主动脉窦分别称为左冠状动脉窦（简称左窦）、右冠状动脉窦（右窦）和无冠状动脉窦（无窦）。左心室的左后方为左房室口，又称二尖瓣口，该瓣膜由前瓣和后瓣构成。此瓣口较右房室口小，有 2～3 指尖大，瓣口面积为 4～6 cm^2。左心室壁较右心室壁厚，其厚度约为右心室的 3 倍。左心室腔内肉柱发育良好，乳头肌和腱索亦比右心室发达。

（三）心壁的构造

心壁分三层：心内膜、心肌层及心外膜，其中心肌层最厚，有强大的收缩功能。

13

（1）心内膜

心内膜是光滑的薄膜，被覆于心房、心室的内面，与血管的内膜相连续，由一层扁平上皮和少量结缔组织构成。心内膜在房室口和动脉口处分别折叠成瓣膜。

（2）心肌层

心肌层由心肌纤维构成，分为心房肌与心室肌。心房与心室的肌层互不连续，二者由位于房室口周围的纤维环相隔开，故心房肌与心室肌不会同时收缩。心室肌比心房肌厚，左心室肌比右心室肌厚。

（3）心外膜

心外膜即心包的脏层，是一层光滑的膜，内含血管、淋巴及脂肪等。

（四）心脏的传导系统

心脏能有节律地搏动，一方面受自主神经控制，另一方面心脏具有自身的调节系统，即心脏传导系统。心脏传导系统包括窦房结、结间束、房室结、房室束（分左束支、右束支）及浦肯野纤维等。窦房结是心脏的正常起搏点，位于上腔静脉和右心房交接处的心外膜深处，多数呈细小的纺锤形。由窦房结发出的纤维（结间束）分布到心房肌，与房室结相联系。房室结位于冠状窦口与三尖瓣口之间的心房间隔内膜下，体积略小于窦房结，呈扁长形，其后缘与心房肌细胞相连接，前缘形成房室束。房室束穿出中心纤维体行于肌性室间隔上缘，并在室间隔顶部分成左束支和右束支，左、右束支在行走过程中反复分支为浦肯野纤维，弥漫分布至心室肌的其他部位。组织学显示，结纤维含有少量的肌原纤维，比心肌细胞窄小。浦肯野纤维主要位于心内膜下层，其构造与心肌相似，细胞形态粗大，肌浆丰富，横纹不明显。

（五）心脏的血管

心脏的血管包括冠状动脉和静脉，其中营养心脏本身的动脉为左、右冠状动脉。

1. 冠状动脉

冠状动脉包括左、右冠状动脉，二者均为升主动脉的分支。

（1）左冠状动脉

左冠状动脉从主动脉左窦发出后，经左心耳和肺动脉起始部之间向左前方走行，开始为一短的主干，随后立即分为两支。一支为左旋支，沿冠状沟向左后方走行；另一支为前降支，沿前室间沟下降直达心尖，多数可经过心尖终末于膈面的下 1/3 或中 1/3 处。左旋支及其分支主要分布并供血于左心室前壁、侧壁、后壁、下壁及左心房。当左旋支接近或超过房室交点并分出后降支时，亦可供血到后室间隔和右心室后壁。前降支的分支主要分布并供血于左心室前壁、右心室前壁和室间隔前面部分。

（2）右冠状动脉

右冠状动脉从右心耳与肺动脉根部之间沿冠状沟向右后方走行，跨越右室侧面转入后室间沟（后纵沟）直到心尖。沿途发出分支主要分布供血于右心室前壁、侧壁、后壁、室间隔后面及右心房（包括窦房结）。窦房结动脉的血液大多数来自右冠状动脉的第一个分支，少数来自左、右冠状动脉分支。从冠状动脉侧支循环的研究报道中可知，侧支循环包括：冠状动脉系统与心腔相通，左、右冠状动脉之间的侧支吻合（如前降支通过 Vieussens 环与右冠状动脉吻合），前后降支之间的吻合，前降支与旋支吻合以及冠状动脉与心外动脉吻合等。当冠状动脉发生阻塞时，副冠状动脉和侧支循环则具有重要的代偿作用。

2. 静脉

心脏的主要静脉与动脉伴行，大部分静脉汇入位于冠状沟后部的冠状窦内，冠状窦开口于右心房，还有少数静脉直接注入右心房。

（六）心脏的神经支配

心脏主要受交感神经和副交感神经支配。交感神经纤维主要分布于窦房结、心房、房室结及各传导组织和心室部分；副交感神经纤维分布于房室结以上的传导系统，一般不支配心室。交感神经可使心率加快、心肌收缩力增强；副交感神经可使心率变慢、房室传导延缓，正常时两者处于相互平衡状态。

（七）心包

心包为一锥形的纤维浆膜囊，包裹在心脏和大血管根部的外面，起防止心腔过度扩大的作用。心包分为纤维层和浆膜层。纤维层位于心包的外面，由坚韧的结缔组织构成；浆膜层是心包的内层，分为脏层和壁层。脏层附于心肌层的表面，也被称为心外膜；壁层为心包的内面。心脏、壁两层之间为宽阔的心包腔。正常情况下，心包腔内含有少量浆液（10 ～ 20 mL），起润滑作用。

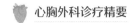

二、心血管系统的主要生理功能

（一）血液循环

血液由心脏射出，经动脉、毛细血管和静脉，再返回心脏，周而复始地流动，这个过程称为血液循环。在血液循环过程中，心脏为动力，血管为管道，血管内皮细胞则为血液和组织间的屏障。心脏有节律地收缩与舒张运动，称为心搏。心脏每收缩和舒张 1 次所需要的时间称为心动周期，正常成年人心动周期约为 0.8 s，其中收缩期约为 0.3 s，舒张期约为 0.5 s。整个血管系统依照循环途径可分为大循环和小循环。

大循环又称体循环，含有氧和营养物质的血液随着左心室的收缩从左心室流入主动脉，沿主动脉的各级分支到达全身的毛细血管，在毛细血管内血流与组织之间进行物质交换，把氧气和营养物质释放给组织，再把组织中的二氧化碳和代谢废物收回血液中，使动脉血变成静脉血，并沿各级静脉反流回右心房。血液在循环中，不断地将多余的水分及尿素等代谢物输送到肾脏，排出体外。

小循环又称肺循环，经由大循环回心脏的静脉血，从右心房流入右心室，经肺动脉到达左、右两肺，并沿肺动脉在肺内的各级分支进入肺泡毛细血管网，进行气体交换，吸进氧气，释放出二氧化碳，使静脉血转换成动脉血，再经一系列静脉血管汇入肺静脉出肺，流入左心房，继而再一次开始体循环。

（二）内分泌功能

心脏不仅具有兴奋功能与收缩功能，还具有内分泌功能。1984 年，加拿大、美国和日本的科学家从大鼠和人的心房中提取、纯化出一组活性多肽，自此以后，医学界对心脏功能有了新的认识。心脏能分泌多种肽类物质，包括心钠素、血管紧张素、前列腺素、抗心律失常肽、内源性洋地黄素、心肌生长因子以及降钙素基因相关肽（Calcitonin gene-related peptide，CGRP）等，具有激素样的强大生物活性，它们不仅可以影响和调节心脏的活动，同时还能以循环激素的形式，作用于远隔器官，调节血管运动以及全身水、电解质平衡。

1. 心钠素

心钠素又称心房肽或心房钠尿肽。它是由心房合成、贮存、分泌的一种多肽类激素，其主要生理功能如下：

（1）肾脏调节作用

心钠素具有显著的利钠、利尿效应，是目前已知的最有效的利钠、利尿剂。心钠素利钠、利尿的可能机制有三个方面：一是通过增加肾小球的滤过率来实现利尿作用；二是抑制肾素－血管紧张素－醛固酮系统的作用，心钠素能使肾素、血管紧张素及醛固酮的分泌减少；三是抑制抗利尿激素的合成与释放，从而减少肾小管对水分的重吸收。

（2）心血管系统调节作用

最近的研究表明，心钠素具有舒张血管、降低血压、调节心脏功能和改善心律失常等作用。心钠素能对抗血管紧张素Ⅱ、去甲肾上腺素、组胺及5－羟色胺所引起的缩血管效应，从而较强地舒张血管；心钠素的舒张血管作用可引起外周阻力下降；心钠素的利钠、利尿作用减少了血容量，从而引起回心血量减少、心搏出量减少。

2. 心脏的肾素－血管紧张素系统

近年来，肾素和血管紧张素的分子生物学研究有了较大进展，研究发现，在心脏内有一个独立于肾脏的肾素－血管紧张素系统（Renin-angiotensin system，RAS）。RAS的生理作用主要有以下几个方面：一是引起冠状血管的收缩以调节冠状循环；二是促进心内交感神经末梢释放儿茶酚胺，增强心肌收缩功能；三是促进心肌细胞蛋白质的合成，刺激心肌细胞生长，引致心肌肥厚。它在病理生理学中的意义是加重和诱发心肌缺血或灌注损伤，诱发心肌缺血可引起室性心律失常。

3. CGRP

CGRP对心脏的效应，一般认为表现为正性变时、变力作用，其作用原理可能系反射性交感神经兴奋所致。CGRP能促进缺血心肌的功能恢复，改善休克所引起的心功能下降。CGRP对血管的效应，表现为强烈的舒血管作用，尤其对微血管的作用显著，伴有明显的血压下降。

4. 血管内皮分泌功能

传统上认为血管内皮细胞是血管壁的一个保护层，近年来的研究发现，血管内皮是一个代谢极其活跃的组织，还被认为是一个内分泌器官。它可分泌多种因子，如血小板衍化生长因子（Platelet-derived growth factor，PDGF）、前列环素（Prostacyclin；Prostaglandin I2；PGI_2）、内皮素（Endothelin，ET）、蛋白聚糖（Proteoglycan，PG）、纤溶酶原激活物（Plasminogen activator，PA）及纤溶酶原激活物抑制物（Plasminogen activator inhibitor，PAI）等。

（1）PDGF

PDGF 主要来源于血小板，当血管受损时，被激活的内皮细胞、平滑肌细胞和成纤维细胞、巨噬细胞均可合成并释放 PDGF。PDGF 的靶细胞主要是中胚层来源的平滑肌细胞，PDGF 有促进平滑肌细胞分裂、增殖以及趋化的作用，与动脉粥样硬化的形成关系密切。

（2）PGI_2

PGI_2 具有强大的舒张血管和抗血小板凝集的功能。

（3）ET

ET 是一种由 21 个氨基酸组成的多肽，是内皮细胞在缺氧状态下分泌形成的，具有强大的血管收缩功能。血浆 ET 水平异常升高，可以作为危重疾病时循环和呼吸衰竭的一个重要指征。

（4）PG

PG 可以维持血管壁结构的完整性，有多种类型，其中最受关注的一种为硫酸乙酰肝素蛋白聚糖（Heparan sulfate proteoglycan，HSPG）。该物质与血小板表面都带有很强的负电荷，可阻止血小板黏附于内皮细胞，而具有抗凝作用。近年来有研究人员经过体外实验证明，HSPG 还可以抑制单核巨噬细胞受体活性，减少脂质蓄积，因而具有抗动脉粥样硬化的作用。

（5）PA 和 PAI

内源性的 PA 是一种重要的生理性纤溶酶原激活物，可启动纤溶机制，使血液中的血栓或纤维蛋白凝块溶解；而 PAI 是一种血浆蛋白酶抑制剂（促凝物质），正常时两种活性物质之间的平衡保持着血液的正常功能状态。

总之，整个心血管系统都具有分泌功能，它们在维持内环境的稳定和自身防病机制上均发挥了各自不同的重要作用。同时，随着循环内分泌学的深入发展，将会为心血管疾病的防治带来更加广阔的前景。

第二章 临床心胸外科常见症状

第一节 胸痛

胸痛是胸外科最常见的症状之一，诊断时除需了解疼痛的性质、程度、发作时间及频度外，还应特别注意既往史，以排除心源性胸痛。根据病变组织及神经传导通路的不同，胸痛可分为内脏痛及胸壁痛两类，前者又可分为心源性胸痛及非心源性胸痛。内脏痛为无髓鞘 C 纤维传导，痛觉定位差，缓解及加重过程缓慢，多为钝痛；胸壁痛为粗大的有髓鞘神经纤维传导，定位准确。

一、病因

引起胸痛的常见原因见表 2-1。

表 2-1 引起胸痛的常见原因

心血管原因	胃肠道原因	呼吸道原因	非心源性胸痛、胸壁疼痛	其他原因
心绞痛	反流性食管炎	胸膜炎	肋软骨炎，即蒂策（Tietze）综合征	带状疱疹
心肌梗死	食管运动功能紊乱	自发性气胸	剑突异常	开胸术后
主动脉瓣膜病	食管痉挛	纵隔炎	肋骨骨折	神经循环系统
胸主动脉瘤	消化性溃疡	气管支气管炎	肌痛	Mondor 病
心肌炎	胆囊炎	肺炎	Pancoast 综合征	Takayasu 病（动脉炎）
二尖瓣脱垂	胰腺炎	胸内肿物	胸廓出口综合征	焦虑障碍（发作性惊恐或焦虑）
心包炎	肝淤血	肺栓塞	颈神经根炎	

二、诊断方法

（一）目的

诊断目的是明确其症状是否因心肌缺血、心肌梗死、非心源性胸痛或不明原因而引起。目前没有简单的、适用于所有早期病例的诊断方式。以下几点是诊断胸痛病因的基本方法。

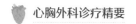

（二）了解病史

了解病史非常重要，不仅要了解疼痛的性质、部位、程度、时间等，还需了解患者的性别、年龄和是否有其他高危因素，以往有无心肌梗死、心绞痛、冠状动脉搭桥术等病史。如若患者有反复的胸痛、疲劳，休息或含服硝酸甘油缓解，或有急性发作的胸骨后压迫感，要警惕是否为心源性胸痛。另外，如果患者是老年男性，且有高血压、高血脂、糖尿病，或有冠状动脉搭桥病史、吸烟史，其患心肌缺血或心肌梗死的概率很高，就很可能为心源性胸痛。相反，如果患者有外伤史，胸痛与疲劳无关，硝酸甘油不能缓解症状，患者是没有心脏病高危因素的年轻女性且未服用避孕药，其非心源性胸痛的概率就很高。

（三）心电图检查

即使是非典型心肌缺血的表现，也不能轻易排除心源性胸痛。因此，所有胸痛患者均应做心电图（Electrocardiogram，ECG）检查。如果 12 导联 ECG 全部检查正常，基本可以排除心源性胸痛。但需要强调的是，ECG 应在胸痛发作时检查，而不应在胸痛间歇期检查。如果任一导联的 ECG 异常，如 ST 段异常、T 波倒置、室性期前收缩、房颤等，极有可能是心肌缺血、心包炎或心肌梗死造成的心源性胸痛。

（四）肌原蛋白 I 检查

近年来，急诊采用快速血清肌原蛋白 I 的检查，可作为诊断以往（发作 10 h 后至 10 d）心源性胸痛的线索，但是，如果在胸痛发作的早期（1 ～ 2 h 内）检查肌原蛋白 I，结果为阴性，就不能排除心肌梗死的可能性。

（五）X 线检查

X 线检查常用于胸痛的诊断，但是很少能够根据影像学结果做出诊断，除非是气胸、胸主动脉瘤所致的纵隔增宽或冠状动脉钙化等。冠状动脉钙化并不等于心肌缺血，但可作为诊断的佐证，而没有冠状动脉钙化也并不妨碍心肌缺血的诊断。

三、非心源性胸痛

非心源性胸痛也被称为假性心绞痛，指非心脏疾病所致的类似心绞痛样的胸痛，这些患者的心电图等心脏检查正常。在诊断非心源性胸痛之前，必须排除心脏疾病。非心源性胸痛主要是根据患者的病史和体检结果确诊，很少有辅助检查方法可以利用。

（一）消化系统疾病

30% ～ 60% 的非心源性胸痛源于食管疾病。正常的食管蠕动或收缩不会引起胸痛，但高压力的食管收缩可引起胸痛，为典型的胸骨后疼痛。这种疼痛有时向背部、肩胛、颌部及上肢放射，疼痛可较为剧烈，类似心绞痛，可持续几分钟至几小时；可无诱因自发，也可因吞咽动作诱发，疼痛时可伴有吞咽困难。口服平滑肌松弛剂（如硝酸甘油等）可缓解疼痛，这与心源性胸痛类似，常引起误诊。食管疾病引起的胸痛有烧灼痛、假性心绞痛及吞咽痛，可伴有吞咽困难、反酸及胃灼热等症状。烧灼痛是胃食管反流引起，偶尔也因胆汁或胰液食管反流所致。另外两种性质的疼痛与食管扩张或痉挛有关，50% 的食管疼痛被误诊为心绞痛。常见疾病有贲门失弛症、弥漫性食管痉挛、胃食管反流及食管癌等。

（二）呼吸系统疾病

呼吸系统疾病引起的胸痛虽不是最常见，但却是胸痛的一个重要病因，常需胸片或 CT 检查来诊断。病变部位与疼痛部位的关系主要表现有：气管病变时胸痛反映在颈部；隆突病变时胸痛反映在胸骨上部；主支气管病变时胸痛反映在同侧胸骨外缘；壁层胸膜病变时胸痛反映在对应的胸壁；膈肌病变时胸痛反映在下胸部及上腹部，伴肩、颈部放射。肺癌疼痛部位与以上对应的部位稍有不同，如左肺门部肺癌，引起胸骨后、胸骨外侧缘及肩胛下疼痛；右肺门部肺癌在胸骨外侧缘；上叶在前上胸部、肩峰及三角肌部，下叶在肩胛下部，疼痛为自发性，伴对应部位的痛觉过敏及肌肉压痛。

其他常见引起胸痛的肺部疾病有 3 种：一是肺栓塞，肺动脉腔内停留有血凝块，阻断肺动脉血流达肺组织。这是一种致命的胸痛病因，要特别注意病史或高危因素，以免误诊。肺栓塞的症状可能有突发、锐性胸痛、深吸气或咳嗽时加重，可能还伴有其他症状，如呼吸困难、心悸、焦虑或晕厥等。肺栓塞需急诊药物治疗，很少需要手术治疗。二是胸膜炎，锐性、局限、吸气或咳嗽时加重的胸痛可能提示胸膜炎，胸膜炎可由多种疾病引起，包括肺的急性病毒或细菌感染（肺炎）及自身免疫性疾病（如红斑狼疮），也可能是由于肺栓塞或累及肺表面的肿瘤造成的肺损伤，甚至肋骨骨折造成的肺损伤等。治疗以处理原发病为主，非处方止痛药很少会有作用，除非炎症消退。三是其他呼吸系统疾病，如肺萎陷（气胸)、肺动脉高压以及严重的哮喘等也可引起胸痛。

（三）胸壁疾病

胸壁或胸膜疾病所致的疼痛表现为深呼吸、咳嗽时加重，常限制患者的自主呼吸运动。胸膜引起的疼痛可在出现胸腔积液后缓解，可有局部定位不准的深压痛，且疼痛较轻；而胸壁引起的疼痛常有定位准确的局部压痛。

1. 非特异性肋软骨炎

非特异性肋软骨炎是一种非特异性、非化脓性肋软骨炎性病变，临床上较多见。其主要临床表现为肋软骨局限性疼痛。如果疼痛区肿胀，则称为 Tietze 病。本病病因不明，1921 年 Tietze 首先报道此病，故也称为 Tietze 综合征。可能与以下因素有关：①多数患者发病前有上呼吸道感染史，有研究人员认为这可能与病毒感染有关。②可能与胸肋关节韧带损伤有关。③可能与内分泌异常引起肋软骨营养障碍有关，因此本病也称为营养障碍性肋软骨萎缩症。④肋软骨的组织学检查正常，只是发育较粗大，因此有研究人员也称该病为肋软骨增生。

（1）诊断要点

①青年人，近期有呼吸道感染史。②局部疼痛是唯一的主诉，活动时疼痛加剧，发作持续时间可长可短，多在 3～4 周自行消失，但常反复发作，迁延数月甚至数年，轻者仅感觉轻度胸闷不影响正常工作，严重时肩臂剧动，甚或牵及半身。③典型的临床表现：受累的肋软骨肿大隆起，局部压痛明显，但无细菌感染时的表皮红热征。④本病多侵袭单根肋软骨，偶见多根及双侧受累，发生部位多在胸骨旁的第 2～第 4 肋软骨，以第 2 肋软骨最常见。⑤X 线检查无异常改变，但可排除肋软骨恶性肿瘤及其他病变。

（2）鉴别诊断

因局部有肿胀、凸起及疼痛，应与肋软骨肿瘤、胸壁结核、骨折后骨痂形成等相鉴别。

（3）治疗方法

治疗主要采用阿司匹林或其他非甾体类镇痛消炎药对症治疗，如布洛芬等。如疼痛明显，对症治疗欠佳，可考虑普鲁卡因和可的松等药物局部封闭治疗，但应慎重使用全身肾上腺皮质激素类药。其他治疗包括理疗、热敷、放射治疗、抗感染、针灸等对症治疗效果较差。

2. 纤维肌痛

纤维肌痛是于 1990 年由美国风湿协会命名的，也被称为纤维肌痛综合征，此前一度被称为肌风湿病、慢性肌痛综合征、精神性风湿病和疲劳性肌痛。此病是一种累及肌肉、韧带和肌腱的慢性疼痛性疾病，表现为清晨自觉肌肉僵硬、活动困难、疲劳和睡眠不足，而全身检查无引起疼痛的因素。纤维肌痛的病因目前尚不明确，说法各不一，其中一个说法是紧张、睡眠不足、机械或精神创伤等激发了对痛觉敏感的患者发生此病症，其他说法包括中枢神经系统的创伤、感染、心理、生理因素等原因。此病多见于女性，可能与男性很少因疼痛就诊有关。纤维肌痛的主要症状就是慢性疼痛——"全身痛"，疼痛伴沉重感或烧灼感，并常伴有肌肉、韧带、肌腱的僵硬、不适感。虽然此病类似关节炎，但是并不属于关节炎，也不会引起关节变形。纤维肌痛可能伴有失眠、疲劳、焦虑、压抑、紧张、头痛、手足刺痛、麻木、消化系统症状及对气候温度变化敏感等症状。症状可能会轻重交替出现，不会完全消失。通常是在第一年最重，虽然此病是慢性疾病，但是不会进行性加重、致残或危及生命。

（1）诊断要点

纤维肌痛的诊断较为困难，目前尚没有检查可以确诊或排除此病，其临床表现又与其他疾病相似，如甲状腺功能减退、类风湿性关节炎、Lyme（莱姆）病。如果常规的检查未见明显异常，排除其他疾病后仍有明确的疼痛，则可诊断此病。美国风湿协会提出的诊断线索包括：持续至少3个月的广泛疼痛，最少有11个特定部位的压痛。这些部位虽被称为压痛点，但有很多研究人员认为即使压痛点没有这么多，也可诊断为此病。

（2）治疗方法

目前尚无有效治疗方法，但以下治疗步骤可缓解疼痛。①缓解精神压力：适度放松紧张的情绪，但完全静养、放弃活动者的改善程度不如保持适度活动者。②有规律地锻炼：最初的锻炼活动会加重症状，但坚持规律的运动锻炼，症状会改善。适度的锻炼包括散步、游泳、骑车等有氧运动，每次活动20～30分钟，每周活动4次或更多。伸展或舒适的姿势也很重要，在疼痛缓解期最好不要增加活动量。③充足的睡眠：规律和充分的睡眠非常重要，疲劳会加重症状。④药物治疗：适量的止痛药和小剂量抗抑郁药有利于缓解症状和延长睡眠，要尽量避免使用易于产生药物依赖的麻醉药和催眠药。

（四）其他病因

（1）焦虑障碍

一些患者存在无法解释的胸痛，可能是由精神焦虑引起的。精神紧张造成的胸痛有两种。一是一般性焦虑，一些既往有心脏病发作史者或有家族心脏病发作史者会对胸痛较为敏感，如果这类患者稍有胸部不适，就会有类似心脏病发作的表现，而且越来越重。但是绝大多数患者在被告知心脏检查正常，病情不算严重后，自述疼痛会迅速缓解。二是惊恐发作，这种与焦虑有关，可以诊断的疾病可引起胸痛，惊恐发作的表现是间断发作的强烈恐惧，并伴随类似心绞痛的症状，如胸痛、心率快、多汗及气短。焦虑障碍很常见，可为引起胸痛的病因，或伴随其他引起胸痛的病因。治疗方法常推荐改变生活环境，以减轻精神压力，抗抑郁药可能有效。

（2）引起非心源性胸痛的其他病因

神经受压或带状疱疹（一种水痘病毒引起的神经系统感染），慢性疼痛综合征，如纤维肌痛也可引起胸痛。另外，胆囊结石或胆囊炎、胰腺炎可引发急性上腹部疼痛，放射到胸部。其他病因还有累及胸壁或转移的癌症也可能引发胸痛。

第二节　咳嗽与咳痰

咳嗽是保护性生理反射。通过咳嗽反射能有效清除呼吸道内的分泌物或进入气道内的异物，但频繁或剧烈的咳嗽和多量或黏稠的咳痰则是病态。过度的咳嗽可使呼吸道内的感染扩散，出现呼吸道出血、肺泡破裂及气胸、胸膜腔内压改变，进而影响心血管功能，亦可引起喉痛、音哑、呼吸肌疼痛、胸痛、头痛、腹痛、呕吐，甚至小便失禁或晕厥等症状。

咳痰是通过咳嗽动作将呼吸道内病理性分泌物排出口腔外的病态现象。口咽部分泌物（包括唾液）及后鼻道流入（或吸入）至口咽部的鼻腔分泌物并不是真正的痰。正常人可咳出少量的白痰，当支气管和气管发生病理改变时，痰的量及其性状跟着发生相应的改变。咳痰亦为呼吸系统疾病常见症状之一。

一、病因与机制

（一）病因

（1）呼吸系统疾病

呼吸系统疾病是最常见的病因。呼吸道受到各种刺激性气体、炎症、异物、肿瘤、出血等的刺激，可引起咳嗽与咳痰。

（2）胸膜疾病

胸膜炎症及胸膜受刺激，如气胸和胸腔穿刺等均可引起咳嗽。

（3）心血管系统疾病

左心衰竭引起肺淤血或肺水肿时，因肺泡及支气管内有浆液性或血性渗出物，可引起咳嗽与咳痰。另外，左心房增大、心包炎、心包积液、肺栓塞、肺梗死等，也可引起咳嗽。

（4）中枢神经系统疾病

中枢神经病变如脑炎、脑膜炎等刺激大脑皮层与延髓的咳嗽中枢，从而引发咳嗽。

（二）发病机制

（1）咳嗽

咳嗽是因延髓咳嗽中枢受刺激而引起的。刺激主要来自呼吸道黏膜、肺泡和胸膜，经迷走神经、舌咽神经和三叉神经的感觉神经纤维传入，再经喉下神经、膈神经及脊神经将冲动分别传至咽肌、声门、膈肌及其他呼吸肌，引起咳嗽动作。

（2）咳痰

正常支气管黏液腺体和杯状细胞只分泌少量黏液，使呼吸道保持湿润。当呼吸道发生炎症时，黏膜充血、水肿，黏液分泌增多，毛细血管壁通透性增加，浆液渗出。此时含红细胞、白细胞、巨噬细胞、纤维蛋白等的渗出物与黏液、吸入的尘埃和某些组织破坏物等混合而形成痰液，可随咳嗽动作排出。

二、临床表现

几乎所有的呼吸系统疾病患者都有不同程度的咳嗽症状，特异性不强，故对咳嗽（或伴有咳痰）的患者做诊断时，应注意咳嗽的性质、时间与节律、伴随症状、咳痰的性状等，并需进行有关检查，以明确诊断。

（一）咳嗽的性质

①干性或刺激性咳嗽：咳嗽无痰或痰量较少，称为干性咳嗽，多见于急性咽喉炎、慢性喉炎、急性气管－支气管炎、大气道受压（淋巴结、主动脉瘤、纵隔或食管肿瘤压迫）、气管或支气管肿瘤、气管或支气管异物、胸膜炎、喉及肺结核、气胸等，亦可见于支气管哮喘、肺炎早期、轻度肺水肿、各种原因引起的肺纤维化、外耳道受刺激及习惯性咳嗽等。

②高调金属音的咳嗽：多见于支气管癌、主动脉瘤、纵隔淋巴结肿大或肿瘤压迫气道等。

③犬吠样咳嗽：多见于气管异物、主动脉瘤、纵隔淋巴结肿大或肿瘤压迫气管，亦可见于喉水肿及会厌声带肿胀等。

④咳嗽声低微或无声：多见于声带麻痹或全身极度衰弱者。

（二）咳嗽的时间与节律

①急性起病的咳嗽：多见于呼吸道急性炎症、吸入刺激性气体或气道异物。

②缓慢起病的长期咳嗽：多见于慢性呼吸道疾病，如慢性支气管炎、支气管扩张、慢性肺脓肿、空洞性肺结核、肺脓肿、特发性肺间质纤维化或各种肺尘埃沉着症等。

③痉挛性或发作性咳嗽：多见于百日咳、支气管内膜结核或肿瘤、气管或支气管分叉部受压（淋巴结结核或肿瘤）以及支气管哮喘、心源性哮喘等。

④夜间咳嗽：多见于肺结核、支气管哮喘、左心衰竭（与夜间肺瘀血加重及迷走神经兴奋有关）等。

⑤清晨咳嗽：多见于上呼吸道慢性炎症、慢性支气管炎、支气管扩张、肺脓肿等，由于睡眠时分泌物潴留于支气管内，晨起后即有阵咳以排出分泌物。

⑥与进食有关的咳嗽：多提示食管 – 气管瘘。

⑦体位改变：体位改变时出现干咳，多见于纵隔肿瘤或大量胸膜腔积液；体位变动时有痰导致咳嗽加剧，多见于支气管扩张；脓胸伴支气管胸膜瘘患者在一定体位时，脓液进入瘘管会引起剧咳。

（三）伴随症状

①咳嗽伴发热：多见于呼吸道（上、下呼吸道）感染、支气管扩张并感染、肺结核、胸膜炎等。

②咳嗽伴呼吸困难：多见于喉炎、喉水肿、喉肿瘤、支气管哮喘、慢性阻塞性肺疾病、重症肺炎、肺结核、肺水肿、肺瘀血、气胸、大量胸腔积液等。

③咳嗽伴胸痛：多见于肺炎、原发性支气管肺癌、自发性气胸、胸膜炎等。

④咳嗽伴多痰：多见于急慢性支气管炎、支气管扩张、肺脓肿、空洞性肺结核、寄生虫病、脓胸伴支气管胸膜瘘等。

⑤咳嗽伴咯血：多见于肺结核、支气管扩张、原发性支气管肺癌、肺脓肿、二尖瓣狭窄等。

⑥咳嗽伴声嘶：多见于急性喉炎、喉结核、喉癌、纵隔肿瘤或纵隔淋巴结肿大（转移性肿瘤）侵犯喉返神经等。

⑦咳嗽伴哮鸣音：多见于支气管哮喘、喘息性支气管炎、心源性哮喘、气管与支气管异物、气管与大支气管不全性阻塞等。

⑧咳嗽伴杵状指：多见于支气管扩张、原发性支气管肺癌、肺脓肿、脓胸等。

（四）咳痰的性状

①无色或白色黏液痰：多见于慢性单纯型支气管炎（缓解期）、支气管哮喘、肺炎早期等，偶见于肺泡细胞癌。

②浆液性痰：呈水样或泡沫状，多见于气道过敏性炎症。每日咳数百或上千毫升浆液泡沫样痰，还应考虑弥漫性肺泡细胞癌的可能。大量稀薄浆液性痰中含粉皮样物，提示棘球蚴病（包虫病）。

③脓性痰：多见于支气管扩张、肺脓肿、空洞性肺结核、脓胸伴支气管胸膜瘘等。大量脓性痰静置后可分为3层：上层为泡沫，中层为浆液或浆液脓性，下层为坏死组织。黏液脓性痰多见于慢性支气管炎急性加重期以及肺结核伴感染。

④黏液痰栓：常呈支气管树状，棕黄色，质硬有弹性，为变态反应性肺曲菌病痰的特征，偶见于支气管哮喘。

⑤灰黄色痰：多见于烟曲菌感染。

⑥白色黏丝痰：多见于念珠菌感染。

⑦血性痰：多见于支气管炎、肺结节、支气管扩张、肺梗死、肺癌等。需与鼻咽、口腔出血及消化道出血所致的呕血相鉴别。铁锈色痰多见于大叶性肺炎和肺梗死。

⑧粉红色或血色浆液性泡沫样痰：为急性肺水肿的特征性痰。

⑨砖红色胶胨样痰：为克雷伯杆菌肺炎痰的特征。

⑩巧克力色或红褐色痰：为阿米巴肺脓肿痰的特征。

⑪果酱样或烂桃样痰：多见于肺吸虫病痰。

⑫绿色痰（含有胆汁绿脓素或变性血红蛋白）：多见于黄疸、铜绿假单胞菌感染或吸收缓慢的肺炎球菌肺炎。暗黄绿色稠厚痰团粒多见于空洞性肺结核。

⑬灰黑色痰：因吸入大量尘埃所致，多见于煤矿工人、锅炉工人或长期大量吸烟者等。

⑭恶臭痰：厌氧菌感染时的痰常有恶臭味，多见于肺脓肿、支气管扩张感染、原发性支气管肺癌晚期、脓胸伴支气管胸膜瘘等。

（五）其他

①年龄与性别：小儿不明原因的呛咳，需注意有无异物吸入或因支气管淋巴结肿大压迫气管、支气管引起；青年人长期咳嗽，需考虑肺结核、支气管扩张或肿瘤；特别是中年以上男性吸烟患者难以控制的咳嗽，需高度警惕原发性支气管肺癌的可能。

②职业与环境：说话较多的职业（如教师、演讲家、歌唱家等）易患慢性咽炎；吸烟者的咳嗽多由慢性支气管炎引起；初到高原地区发生剧咳需警惕肺水肿；吸入粉尘或花粉引起的咳嗽可能为过敏性咳嗽；长期接触有害粉尘者久咳不愈，应考虑尘肺病的可能；生活环境有螨虫滋生或从事粮食加工、销售及仓库保管等工种的患者，应考虑螨虫寄生性支气管炎的可能。

（六）实验室检查

白细胞总数增加和（或）中性粒细胞比例增高提示肺部细菌感染，嗜酸粒细胞比例增加提示寄生虫感染或变态反应性支气管－肺疾病。痰细胞学及微生物学检查有助于肺癌、肺炎及肺结核感染性疾病的诊断。

第三节　咯血

咯血指咯出的血来自喉头以下的气管、支气管、肺组织，咯血量可从痰中带血到大量鲜血，需与鼻、齿龈出血及呕血等出血鉴别。咯血多伴咳嗽、胸部不适及压迫感，痰的性状以鲜血为主，有泡沫、流动性，无酸味。引起咯血的疾病超过100种，常见的疾病有：多数呼吸道感染性疾病、肿瘤、创伤、肺梗死、肺动静脉瘘及医源性（放疗、导管化疗）等。

虽然约57%的肺癌患者有咯血症状，但是咯血最常见的病因是支气管炎，需特别注意的是，在咯血的支气管炎患者中，有19%～29%最终发展成肺癌。慢性支气管炎及支气管扩张的出血机制是病变部位炎性破坏血管，支气管动脉、肺动脉吻合部的破坏，可因高压的体循环与低压的肺循环导致大出血。肺脓肿大出血较少见，其脓肿内空洞的肉芽组织有丰富的毛细血管，破坏后导致大量出血。结核活动期空洞形成进行性咯血；非活动期时，结核性支气管扩张、残腔内血管呈动脉瘤样扩张（Rasmussen动脉瘤）破裂、真菌寄生、钙化淋巴结穿破支气管等均可引起大出血。肿瘤侵犯破坏小血管可致高频度咯血。肺梗死出血的原因为栓子远端肺循环被高压支气管动脉的体循环灌注，使低压的肺血管破裂，也可因远端肺梗死而出血。此类患者仅 19% 可经血管造影确诊，更多表现为胸片上的肺实质渗出性改变。

反复咯血指在一年内两次或更多次的咯血，如两次咯血的间隔超过一年，应考虑不同原因引起的咯血。如间隔数周或 2～3 个月，多考虑为同一病因所致的咯血。如第一次咯血时已明确诊断，以后可不必反复全面检查，但咯血多次反复仍需进一步检查，以明确病情的进展变化。

大咯血是指 48 h 之内咯血量超 600 mL，窒息是大咯血的主要致死原因。大咯血死亡率较高，如 3 h 内咯血量超 400 mL 或 24 h 内超 600 mL，其死亡率约为 75%。抢救大咯血的基本原则是保持呼吸道通畅，如不能确定出血部位，应采用头低位，同时给氧、吸痰及静脉补液。必要时选用粗口径的支气管镜检查，明确出血部位，急诊手术治疗。大咯血者，20% 为支气管肺恶性肿瘤，其中 50% 因咯血死亡；而非恶性肿瘤的大咯血者，仅 28% 死于咯血。咯血的诊断方法有胸片、血常规、凝血功能、痰培养及细胞学检查、动脉血气、支气管镜等，2.5%～9% 的胸片无异常者支气管镜检查发现肿瘤。其他特殊检查有 CT、放射性核素检查等。咯血的治疗原则是止血、防止误吸及治疗原发病。

第四节　呼吸困难

呼吸困难是一种症状，也是一种体征。呼吸困难有以下几个表现：呼吸需要用力，因而呼吸肌及副呼吸肌均参与运动；肺换气作用增加，呼吸深度或频率增加或两者同时增加；主观上有呼吸急促或气不够的感觉。

一、机制

（一）直接的化学性刺激

通常二氧化碳分压增加、氧分压降低或氢离子浓度增加均可直接影响呼吸中枢，引起呼吸困难。

（二）神经性刺激

1.肺部反射
肺部反射是控制呼吸的神经因素对呼吸中枢的反射作用。

2. 颈动脉窦与主动脉弓的反射

这两处引起的反射可分为两类。

①压力性反射：即当血压增高时，呼吸会受到抑制，而当血压降低时，呼吸会受到刺激。

②化学性反射：即血液中二氧化碳浓度增加、酸度增高或缺氧，可由反射作用而刺激呼吸中枢，代表化学与神经反射的合并作用。上述化学改变中，以血氧浓度显著下降时所引起的反射刺激最为重要。

3. 骨骼与关节的反射

肌肉与关节运动时，可由神经反射刺激呼吸。

4. 其他刺激

身体其他部位如皮肤、上呼吸道黏膜、感觉器官等都能发生刺激呼吸的反射。发热也能刺激呼吸中枢。呼吸困难的主要原因是呼吸中枢受到刺激，导致呼吸作用增加。因此，上述各种化学性或神经性刺激的增加，都能引起呼吸困难。

二、病因

（一）呼吸及循环系统疾病

①心脏病：充血性心力衰竭是引起显著呼吸困难的主要原因之一。产生呼吸困难的主要因素是肺充血，因为肺充血可使肺部发生的反射性刺激增强，同时肺活量降低。

②肺部疾病：如肺炎、肺不张、肺气肿及肺梗死等，部分由于肺部迷走神经反射性增强，同时血液氧浓度降低或二氧化碳浓度增加，以及体温增高均是引发呼吸困难的因素。

③胸膜炎及气胸：呼吸困难主要是肺活量降低所致。

④支气管性气喘及其他呼吸道阻塞：呼吸困难主要由于肺换气作用不足，引起缺氧及二氧化碳滞留。肺部反射性增强亦是重要因素。

（二）血液变化

①酸中毒：如糖尿病酮症酸中毒或尿毒症患者血液中酸度增高而引起的呼吸困难。

②贫血：贫血表现为劳累之后出现呼吸困难，这是由于血红蛋白含量较低，导致氧气交换的缺乏媒介导致的。

③缺氧：如在高空时因空气稀薄所产生的呼吸困难。

（三）神经精神系统疾病

①颅内压增高或呼吸中枢附近受损害时，呼吸中枢因血流减少，或直接被压迫而受刺激。

②胸壁呼吸运动神经麻痹，使肺活量降低。

③出血或休克晚期时，血压显著降低，刺激颈动脉窦及主动脉弓的压力感受器，对呼吸中枢起反射作用。呼吸中枢血液供给不足亦为因素之一。

④癔症患者人为呼吸增强是高级中枢尤其是大脑皮质冲动的结果。

三、鉴别诊断

①充血性心力衰竭：是临床上引起显著呼吸困难的主要原因之一。早期左心衰竭通常只有心跳加快及呼吸困难而无水肿；右心衰竭的症状除心跳加快与呼吸困难外，患者还常诉下肢水肿与上腹胀痛，这些症状与急性或慢性心包炎发生心脏压塞与充血现象相似，与肾炎或肝硬化亦相似，故须鉴别。

②大叶性肺炎：起病急，以寒战开始，继而持续高热，常伴有咳嗽及胸痛，铁锈色痰具有诊断价值。

③胸膜炎：主要症状为发热、咳嗽、胸痛。当渗出很快且量大时，常引起呼吸困难，这些症状与肺炎相似，须加以鉴别。

④急性气胸：起病急，通常开始有剧烈胸痛，呼吸困难因胸腔内压力增高而继续加重，患者烦躁不安，有窒息的感觉，严重者有休克发生。

⑤支气管哮喘：主要由支气管痉挛引起，其次是管壁水肿和管内韧性黏液增多，使管腔缩小所致。

⑥喉或气管阻塞：可由白喉、卡他性喉炎、过敏性血管神经性水肿、喉肿瘤及喉内异物吸入所致。气管阻塞可由管外压迫、气管内肿瘤或肉芽所致。

⑦支气管阻塞：由异物吸入，黏液、血块、肿瘤堵塞所致。支气管外压迫如淋巴结、主动脉瘤或其他肿瘤等。

⑧肺气肿：较严重肺气肿可引起呼吸困难。

⑨酸中毒：常见于糖尿病酮症酸中毒和尿毒症患者。

⑩肺梗死：可突然发生胸痛、呼吸困难、咯血，严重时可发生休克。

⑪呼吸运动受限制：膈向上移位或胸壁呼吸运动神经麻痹可妨碍呼吸运动，使肺活量减低而引起呼吸困难。

第三章　临床心胸外科常用检查

第一节　体格检查

一、基本原则

物理检查是临床医生的基本功，对心胸外科患者在侧重专科检查的同时，也必须进行全面的体格检查，以了解其他系统状况，确认有无基础疾病存在，并对全身整体检查情况进行认真分析，最后才能制订心胸外科疾病的治疗方案。

二、检查方法

（一）视诊

①观察患者的神志、精神、意识、表情、面容及营养状态。

②观察患者全身皮肤、黏膜有无出血点及发绀，有无杵状指（趾）。

③观察患者面颈部及胸部有无静脉怒张和水肿。

④观察患者胸壁有无畸形、肿块，呼吸运动是否对称，有无反常呼吸运动。心尖冲动的位置及有无弥散性搏动、抬举样心尖冲动和负性心尖冲动。

⑤观察患者颈部动静脉有无异常搏动。

（二）触诊

①气管的位置是否居中，用中指轻压气管时，如气管向一侧滑动，说明气管向一侧偏移。

②双肺语颤有无不同，有无胸膜摩擦感。

③全身浅表淋巴结状况，特别是锁骨上淋巴结和腋窝淋巴结。

④心前区有无震颤。

⑤肝、脾有无肿大，质地、边缘等状况。

⑥胸壁有无肿块及其性质（部位、硬度，有无压痛、波动、搏动和移动）。

（三）叩诊

①了解有无胸腔积液和（或）积气。

②有无肺气肿、肺实变、肺不张或巨大占位性病变。

③了解心界的大小、肺和横膈的边界。

④术后叩诊可了解肺膨胀情况及胸腔内有无积气、积液。

（四）听诊

①肺呼吸音减弱或消失，提示可能存在肺炎、肺不张、气胸、胸腔积液或胸膜肥厚等疾病。

②从湿啰音的部位、程度来鉴别肺部炎症和肺间质水肿。

三、体征

（一）发绀

①中央性发绀：指各种原因引起肺功能不全或先天性心脏病患者，动脉血氧饱和度低至 75%～85% 的缺氧性发绀。

②周围性发绀：指肢体动脉血氧饱和度正常，由于静脉压升高，毛细血管血流减慢，使组织摄取的氧量超过正常水平而出现的发绀。多见于右心衰竭的患者。

③混合性发绀：指上述 2 种发绀并存，多见于心脏病患者。

（二）水肿

各种原因引起的水钠潴留及毛细血管内静水压力增加，导致组织间隙水肿，多见于右心衰竭、大量心包积液、缩窄性心包炎或上下腔静脉梗阻受压等。

（三）其他体征

杵状指（趾）及四肢关节肥大可见于支气管扩张及肺脓肿；神经源性肿瘤可出现霍纳综合征或脊髓压迫症状；胸部肿瘤侵犯喉返神经时可出现声带麻痹；肺癌患者可出现杵状指（趾）、肥大性肺性骨关节病、异位 ACTH 综合征、假性肌无力表现；手部并指和短指畸形可见于 Poland 综合征。

第二节　影像学检查

一、胸部 X 线检查

胸部 X 线检查技术包括常规摄影（平片）、透视、体层摄影、食道吞钡检查、支气管造影和其他特殊摄影。常规摄影适用于胸部疾病和肺肿瘤的诊断。透视可作为胸片的补充，进行动态观察。造影检查是应用 X 线对比剂注入受检部位，以增加与周围组织的对比度来诊断疾病的一种技术。

（一）X 线检查方法

1.普通 X 线片

（1）胸部摄片检查

胸部摄片检查又称胸部平片。胸部平片经济简便、应用广泛，是胸部疾病诊断的基本检查方法。它具有良好的清晰度、对比度，记录客观，便于复查时对照和会诊。肺部常规摄片体位包括站立后前位和侧位，不能站立的患者可取坐位或仰卧前后位。在胸部平片上，有 4 种不同密度，由高到低分别为骨、软组织（水）、脂肪和空气，形成良好的自然对比，一张优质的胸部平片能清楚显示胸部脏器的轮廓、病变的形态和大小。胸部平片是发现肺部病变，对病变进行定位、定性的先导和进一步检查的基础。但胸部平片也有它一定的局限性：胸部平片是一张胸部组织结构相互重叠的图像，约有 1/3 的肺组织被纵隔、横膈及肋骨遮挡，某些隐蔽部位的病灶常不能清楚显示；由于 X 线的密度分辨率较低，难以显示微小的病变，因此给诊断带来一定的困难；胸部平片只是某一瞬间的影像记录，不能对运动的脏器进行动态的观察，因此，在胸部平片上发现有异常时，应根据临床诊断的需要进一步做其他的影像学（CT、透视等）检查。胸部平片虽有一定局限性，但对于心血管疾病的诊断同样重要，因为胸部平片可了解心脏的形态、位置、各房室的大小和肺血管情况。心脏 X 线片的靶片距离要求为 2 m，常规位置包括后前位、左前斜位、右前斜位和吞钡左侧位。心脏各房室和大血管在 X 线片上的投影相互重叠，所显示的是各房室的轮廓，不能显示其内部结构和分界。熟悉和掌握心脏大血管的 X 线解剖和在不同位置上的投影（正常心脏的 X 投影）是心脏疾病诊断的基础。

（2）数字 X 线摄影（Digital radiography，DR）

数字 X 线摄影又称数字 X 线成像，是普通 X 线装置与电子计算机相结合，把 X 线信息由模拟信息转换成数字信息形成的数字图像。DR 依其结构的不同可分为计算机 X 成像（Computed radiography，CR）、平板探测器（Flat panel detector，FPD）、数字 X 线荧光成像（Digitalfluorography，DF）。CR 是将 X 线摄影的信息记录在特制的影像板上，再由读取装置传入计算机内，产生数字化图像，而后经数字 / 模拟转换，产生灰阶图像。FPD 数字 X 线成像是用 FPD 将 X 信号转换成电信号后直接数字化，X 线信息损失少、噪声少、图像质量高、成像时间短，是数字 X 线成像今后发展的方向。DF 是被检查部位在影像增强器荧屏上形成图像后，用高分辨率摄像管对 TV 上的图像进行扫描，把影像增强器上的图像分成一定数量的小方块，即像素，再经模数转换器转成数字，并按序列排成数字矩阵，使影像数字化，再经数模转换器将数字矩阵转换成模拟灰度，在监视器上显像。

与普通 X 线图像相比较，数字 X 线成像具有以下优点：①数字 X 线图像可进行后处理，以增强某些组织或结构的特征。②可清楚显示纵隔内的结构及被重叠的肺组织，尤其是对结节性病变的显示明显优于传统 X 线成像。③摄片条件的宽容度大，可提高摄片的质量和减少患者接受的 X 线辐射量。④图像可由磁盘或光盘储存，亦可联网和传输，实现无胶片化。数字 X 线摄影现已得到广泛的应用，有替代普通摄影的趋势。

2. 体层摄影

体层摄影又称断层摄影。在普通 X 线片的投照路径上，所有影像重叠在一起，使病变的影像因与其前后结构重叠而不能清晰显示。体层摄影通过特殊的装置，在曝光过程中，X 线球管与片匣绕所选定的支点呈相对方向移动，获得该支点层面上组织结构的影像，而层面以外的结构在投影过程中被模糊而不成影像。由于 CT 扫描的出现，体层摄影的应用已大大减少。实际上，患者需要做体层摄影时，如已有 CT 设备，一般会优先选择做 CT 检查。

3. 高千伏摄影

高千伏摄影的电压（120～125 kV）明显高于普通胸片的电压（60～80 kV），穿透力比普通 X 线强，高千伏胸片可减少肋骨、胸壁软组织等重叠结构的影响，使肺血管纹理及病变显示得更清楚，高千伏摄影可穿透纵隔，有利于气管、主支气管及心脏后的病变的观察，但对肋骨破坏（如转移）、骨折和肺内钙化的显示较差。

4. 透视

透视是将被检查部位置于 X 线球管与荧光屏之间，利用 X 线的荧光作用直接进行观察，故又称为荧光透视。透视可转动患者体位进行多方位观察，可了解器官的动态情况，如膈肌的运动，心脏、大血管的搏动，以及胃肠道的蠕动和排空等。目前胸部透视仅作为胸片的补充，主要用于胃肠道钡剂检查。透视的优点是简便、经济，不仅可以观察组织和器官的形态和运动情况，还可以随意转动被检查者的体位，多角度、多方位观察病变情况，使肺野内较小病变不至于因肋骨或心脏遮挡而漏诊，并可观察病变是否随体位转动移出肺野外，以区分胸腔内外病变，根据需要还可选择深吸气或呼气末多相透视。透视的缺点是：对肺的细微结构、微小的病变的显示不够清晰；太厚或过于密实部位的病变也难以显示清楚；透视常无客观的记录，不便于病变复查和对比。由此可见，透视的优点是摄片的不足之处，而摄片的长处正是透视的缺点，二者可互补使用，只有二者密切配合，才能充分发挥 X 线检查技术对胸部的诊断作用。

肺部透视常规采用立位，幼儿、老年或体弱者可取坐位，危重者可取卧位。透视应按顺序、全面观察胸部的每一部分，包括骨性胸廓、胸壁软组织、两侧肺野、心脏大血管、纵隔和横膈等，如有异常发现可转动体位对局部进行细致的观察。心脏、大血管的透视应取正位、左前斜位、右前斜位以及侧位观察，观察心脏的形态，各房、室的大小，心脏、大血管的搏动及肺门、肺血管的分布等。心脏透视常规应吞服钡剂，除观察食管的形态、曲度和位置外，还要了解左心房是否增大。

5. 造影检查

为弥补天然对比 X 线诊断的不足，通过人工的办法，将造影剂引入所要检查的器官，使其产生明显的人工对比，以显示其形态和功能的方法，称为造影检查。造影检查的应用显著扩大了 X 线检查的范围。胸部常用的造影检查有食道钡餐造影检查和支气管造影检查。

食道钡餐造影检查主要用于食道病变的诊断和观察左心房有无扩大。食道钡餐检查包括透视和摄片，吞钡后应从不同角度观察食道并摄片，常规取正位、左右斜位和侧位。常用钡剂有钡剂悬液（用于食管的双对比检查）和钡糊（用于食管的黏膜检查）。

支气管造影主要用于支气管扩张的诊断，但由于螺旋 CT、多层 CT 的应用，支气管造影已很少应用。

（二）胸部 X 线片的阅读

X 线诊断是影像学诊断，用解剖、生理、病理生理和病理解剖等来解释 X 线片上的各种影像产生的成因，并做出诊断。X 线诊断通常包括定位诊断和定性诊断。但 X 线表现与临床疾病一样，存在"同影异病"和"异影同病"的现象，所以在诊断过程中必须密切结合临床病史、实验室检查以及其他检查结果，全面、综合地进行分析。读片之前首先要了解病史并检查胸片的技术质量是否符合要求，如曝光条件、患者的拍片位置、吸气是否适当等。阅片应按顺序进行，仔细、系统地观察胸部的每一个结构的影像，不要只把注意力集中在主要的病变上，而忽略其他一些隐秘的但对诊断有帮助的线索。

1. 阅片顺序

（1）患者基本信息

首先核对 X 线片上的文字标识是否正确、完整，如姓名、性别、年龄、日期和左、右等，接着重点查看各部位影像。

（2）胸壁

所有的骨性结构都应仔细观察。正常胸椎呈长方形，骨皮质清晰，椎弓根完整。肋骨的上缘皮质线都较清晰，下缘因有血管、神经沟而比较模糊。任何骨结构的破坏都应视为异常，可能为肿瘤或肿瘤转移。另要注意胸壁软组织的厚度是否匀称，不匀称的软组织厚度可能会被误认为是病变。

（3）横膈

正常的膈面平滑、光整，可有小切迹，右侧膈顶通常位于第 5、第 6 前肋间水平，比左侧高 2 cm 左右。通常膈顶呈圆顶状，最高点位于中内 1/3。膈面升高，同时膈顶的位置外移至外 1/3，则要考虑有肺底积液的可能。两侧肋膈角锐利，肋膈角变钝常提示有少量积液或胸膜增厚。

（4）胸膜

叶间裂的位置是否正常有利于判断有无肺不张。侧位胸片上，斜裂是从 T_4 水平向前下斜行至横膈前 1/4 处。水平裂在正、侧位胸片上均能见到，在右侧肺门中部向外、前呈水平方向行走。胸腔积液可见外高内低的弧形液面，常伴纵隔移位。气胸为脏层胸膜、壁层胸膜内积气、分离，可见肺压缩边缘，两者之间无肺纹理。

（5）纵隔

观察纵隔首先要注意气管是否居中，腔内有无肿块，管壁有无增厚，这些细微变化极易被忽视和遗漏。另要注意纵隔有无异常增宽以及增宽的部位。通常在侧位片上把纵隔分为前、中、后 3 个部分：前纵隔的肿块有甲状腺肿瘤、胸腺肿瘤和生殖细胞瘤；中纵隔的肿块有淋巴结病变、食管病变、裂孔疝和肠源性囊肿；后纵隔肿物有神经源性肿瘤。

（6）纵隔线与胸膜线

纵隔线是肺与纵隔的界面，或是两肺靠近时所形成的胸膜线，在 X 线胸片上能见到，CT 从横断面上显示更为清楚，纵隔内有占位可使胸膜线移位。常见的胸膜线有以下几条：①前联合线，位于主动脉后心脏的前方，从胸骨柄开始偏左，向下延续约数厘米。升主动脉突出、动脉瘤、淋巴结肿大或占位病变可使该线结构、密度发生改变，CT 显示更良好。②后联合线，位于主动脉弓平面以上，食管左右的胸膜线。胸膜增厚、食管壁异常和纵隔占位等病变，常可见该线的异常。③右气管旁线，正常成人宽度约 4 mm，由胸膜、纵隔脂肪、结缔组织和气管右壁构成。右气管旁线增厚，可能是气管、纵隔和胸膜病变，最常见的是气管前淋巴结肿大扩展到气管右侧壁。④气管后线，由气管后壁、纵隔内组织及胸膜组成，实际上是右气管旁线的延续。气管后线增厚最常见原因是食管癌，其他如食管扩张、迷走锁骨下动脉、气管肿瘤、气管淋巴结肿大等也可引起该线增厚。

（7）肺门

主支气管、叶支气管、肺动脉和肺静脉构成肺门，左肺门通常比右肺门高 1 ～ 2 cm，肺门位置改变常常是由肺不张、肺萎陷或肺切除导致的。肺门淋巴结肿大引起的肺门增大常呈分叶状，肿瘤则呈局限性肺门增大。

（8）肺野

肺血管是肺纹理的主要组成部分，自肺门向肺野延伸，逐渐变细并出现分支，在肺的外缘基本上看不到肺纹理，支气管与肺血管伴随，呈管状或薄壁环状结构。如果这些影像发生变化，则提示有病变。

2. 胸部病变的分析

①病变的位置和分布：某些病变常有一定的好发部位，它们的分布也有一定规律，如浸润型肺结核多在锁骨下区，而支气管肺炎则多在肺底；后纵隔的肿瘤常为神经源性肿瘤，而中纵隔的肿瘤则多为淋巴类肿瘤。

②病变的形状与边缘：肺内的片状或斑点状渗出性病灶以炎症性病变为多，尤其是以结核为常见。肿块阴影则多为肿瘤、结核球或炎性假瘤等。边缘锐利者常见于良性肿瘤，而边缘模糊者常见于急性炎症。

③病变的数目：病变的数目常与其病变性质有关，如肺内的多发结节状病灶大部分是血行转移瘤。

④病变的密度：病变可呈高、低或混杂密度。渗出性病灶密度较低，而硬结、钙化则密度较高。

⑤病变的周围情况：观察病变时，对其周围情况也应有所了解，如肿块周围有无阻塞性炎症存在，远端有无胸膜凹陷、肺门和纵隔有无肿大淋巴结等。

二、计算机 X 线体层摄影

计算机 X 线体层摄影（Computed Tomography，CT）在 20 世纪 70 年代应用于临床。CT 图像是通过 X 线球管绕人体旋转，X 线束通过人体某一厚度的横切面后，被排列成弧形的探测器所接收而获得大量数据（达数十万数据），这些数据经计算机记录、处理后产生相关层面的数字图像。CT 图像具有较高的空间分辨率和密度分辨率，避免了组织结构的重叠，能够发现早期较小的肿瘤。近年来，CT 技术有了突飞猛进的发展，螺旋 CT、高分辨 CT 的应用极大地缩短了检查时间，图像质量得到明显提高。多年的临床实践结果证明，CT 已成为诊断体内各部位肿瘤的一个极其重要的检查手段，在肿瘤早期诊断、鉴别诊断、治疗和随访等方面意义尤其重大。CT 检查大大提高了胸部肿瘤的发现率和确诊率，已成为肺部疾病诊断及鉴别诊断的首选方法。

（一）检查方法

（1）CT 平扫

CT 检查先做常规平扫，扫描范围从肺尖至膈面，一般选用 8 ～ 10 mm 层厚，8 ～ 10 mm 层距；对于肺内小于 2 cm 的病灶，应选用 2 ～ 5 mm 的薄层扫描。对于肺癌病例，原则上扫描范围应包括肾上腺，以确定有无肾上腺转移。

（2）CT 增强扫描

CT 增强扫描是经静脉注入水溶性有机碘对比剂后再进行扫描的方法。CT 增强扫描增加了正常组织和病变组织之间的密度对比，可提高病灶的检出率，明确病灶的性质和观察病灶与周围结构的关系。CT 增强扫描还有助于纵隔、肺门内淋巴结与血管的鉴别和淋巴结的定性诊断。动态 CT 扫描是在注射造影剂后的一定时间范围内（通常为 30 秒），对同一层面进行连续扫描。动态 CT 扫描可观察病变 CT 值的变化和病灶强化的时间与密度的关系，有助于肺部肿块的良、恶性鉴别。

（3）高分辨率 CT

高分辨率 CT 是采用短时间（0.5 ～ 1 s）、薄层（1 ～ 3 mm）、小视野（80 mm）扫描和高频率（骨）算法重建图像的技术，它提高了 CT 图像的空间分辨率和清晰度。高分辨率 CT 可显示肺部的微小结构，能更清晰地显示肿块的密度、边缘及与肺血管和支气管的关系。

（4）螺旋 CT 和多层螺旋 CT

螺旋 CT 通过滑环技术与扫描床匀速连续移动来完成，在扫描过程中，在 X

线管 360° 连续旋转的同时床面也连续平直移动，使扫描的轨迹呈螺旋形，故得名螺旋扫描。一次扫描可收集到扫描范围内的全部数据，故又称为容积扫描。

螺旋 CT 与多层螺旋 CT 不同的是采用多排探测器，一次扫描可获得多层图像，因此它的扫描时间更短（0.5 秒）、层厚更薄（0.5 mm）、图像重建速度更快，是 CT 技术的又一重要发展。螺旋 CT 的优点有：①扫描速度快，可做大范围的扫描，患者在一次屏气状态下能完成肺脏的全部扫描。②扫描所获得的容积数据可做任何层面的重建。对肺内结节病灶，可确保图像通过结节中心，减少容积效应，并能准确测量 CT 值和观察病变形态。③可进行多期增强扫描以观察病变的强化时相和特征。④螺旋扫描可选用不同的后处理技术获得多种高分辨率的重建图像、多平面重建、仿真气管支气管内窥镜以及三维 CT 血管重建等，有助于观察病变形态及其与周围结构关系。在螺旋 CT 基础上的实时 CT 透视技术可使 CT 导向经皮针刺活检和引流更准确、方便。

（二）正常胸部的 CT 表现

1. 纵隔

纵隔位于两肺之间，上自胸廓入口，下至横膈，前方为胸骨，后为胸椎，两侧以壁层胸膜为界。纵隔内有气管、主支气管、食管、心脏、大血管、淋巴结等，各脏器间有脂肪分隔，能清晰分辨，熟悉常用断面的 CT 解剖对肿瘤的诊断十分重要。

（1）胸廓入口层面

该层面可见 3 对血管从前到后依次排列在气管两侧，前外侧为头臂静脉，其后为颈总动脉，后外侧为最贴近气管的锁骨下动脉。

（2）主动脉弓上层面

该层面可见 5 支血管，排列较为规则，自右向左依次为上腔静脉、无名动脉、左颈总动脉、左锁骨下动脉和左头臂静脉。无名动脉位置恒定，多数紧贴气管的正前方。左锁骨下动脉位于气管的左侧或稍靠前。左头臂静脉横行于无名动脉的前方，右行与右头臂静脉汇合成上腔静脉。

（3）主动脉弓层面

主动脉弓直径为 3～4 cm，在气管前呈弓状由右前向左后斜行。其右侧是上腔静脉，左侧为左肺，中部与气管左前壁紧邻，后部右侧是食管。上腔静脉位于气管的前方，呈椭圆形，直径约为升主动脉的 1/2。

（4）主动脉窗层面

主动脉变成 2 个分开的血管断面，即升主动脉和降主动脉，两者之间为主动脉窗。升主动脉位于气管的前方；降主动脉位于气管的左后方，食管的左侧，紧邻脊柱。奇静脉紧贴气管右侧壁上行，在气管隆嵴或上 1 ～ 2 cm 处，向右前方绕过右主支气管从后方汇入上腔静脉。

（5）肺动脉层面

左肺动脉主干位于升主动脉的左侧，前外侧与左肺相邻；右肺动脉主干位于升主动脉和上腔静脉的后方，右主支气管和中间支气管的前面，前后径为 1.6 ～ 2.4 cm。左肺动脉较右肺动脉高 1 ～ 2 cm，在隆突下的 1 cm 处绕过左主支气管入肺门。

（6）心包层面

该层面主要结构包括心脏、降主动脉、奇静脉及半奇静脉。降主动脉在进入膈肌后脚间隙之前，渐靠近中线，其直径及迂曲程度因年龄和体型而异。奇静脉弓大部分位于降主动脉右侧，半奇静脉位于降主动脉的后方。在心脏的 4 个心腔中，左心房位置最高，位于脊柱和食管的正前方；右心房位于右侧；右心室位于正前方；左心室位于右心室左后方。

（7）胸段食管

胸段食管位于后纵隔，上胸段稍偏左，超出气管左缘 4 ～ 6 mm，到气管隆嵴层面才回到正中线，气管分叉以下又逐渐向左偏移，相当于第 8 ～ 第 9 胸椎水平越过降主动脉前方，下行穿过膈肌的食管裂孔，更向左偏，与贲门相接。食管壁通常不超过 3 mm，超过 5 mm 应视为异常。

（8）纵隔间隙

在心脏、血管、气管、纵隔胸膜和骨骼之间的真性或潜在性腔隙称纵隔间隙。这些间隙均为脂肪组织充填，正常情况下可见数个直径 1 cm 以下的淋巴结。纵隔肿瘤或纵隔淋巴结肿大常使这些结构形态和密度发生改变。

（9）纵隔线

胸部片所见的纵隔线 CT 显示得更为清晰。

2. 肺门

肺门是两侧肺的支气管、肺动脉、肺静脉和神经组织等进出纵隔的地方。影像学上的肺门阴影主要由血管，尤其是肺动脉组成。正常肺门位于第 2 ～ 第 4 前肋，左侧较右侧高 0.5 ～ 2 cm，密度及形态大致相等，但正常肺门的大小、形态差别很大，因此任何肺门的阴影不能确定是血管影时，都要怀疑是否为病变，需

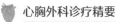

做进一步检查。

（1）肺门上层面

肺门上层面位于右上叶支气管上方约 1 cm 处，相当于气管隆嵴的层面。右肺上叶尖段支气管断面位于气管或右主支气管外侧的肺野内，呈中空的环形影，其内前及外后的致密影分别是右肺上叶尖段动脉和右上肺静脉后支。左肺上叶尖后段支气管呈中空的环形，若切面稍高，可见其分为尖段和后段 2 个环形。左上肺动脉在它的内侧，2 个分支尖段及后段肺动脉分别在支气管的前方和后方稍靠内。左上叶肺静脉后支常位于尖段和后段支气管环形影之间。

（2）上肺门层面

上肺门层面即右主支气管或左肺动脉层面。右上叶支气管呈水平方向由内向外走行。其外侧可见右上叶支气管的 3 个分支，前段向前，后段向后，在前段支气管开口的气管影内的环形密度影，为尖段的开口处。该层面可显示右上肺动脉的前干，位于上叶支气管的前方，前段支气管的内侧，右上叶前段和后段支气管的夹角内的段密影为右上肺静脉的后支，其位置相对较为恒定。左肺动脉约在气管隆嵴下 1～2 cm 层面，紧贴主动脉弓左缘的近似卵圆形的致密阴影。左肺动脉直径：男性为 10～16 mm；女性为 9～15 mm。其下 1～1.5 cm 为右肺动脉层面，它位于右主支气管的前方。左上肺静脉位于尖后段支气管的前面内侧，其外侧是左上叶尖段动脉。

（3）中肺门层面

中肺门层面即中间支气管或左上叶支气管层面。右侧中间支气管长 2～3 cm，呈环形阴影。在它的前方偏外是右下肺动脉，前方是右上肺静脉，右下肺动脉前外侧常可见它的数个分支。左肺可见左主支气管分出左上叶支气管，由内走向前外，约 75% 正常人左上叶支气管的远端前段和尖后段支气管共干，其余人的左上叶支气管类似右侧呈三叉状分出尖后段、前段和段支气管。左上叶支气管内侧可见向前向外走行的致密影，内侧为左上肺静脉前支，稍靠外的是左上肺动脉前段分支。在左上叶支气管后可见到已绕到其后方的左肺动脉降支，它的内后方是左下肺静脉。

（4）下肺门层面

下肺门层面即右中叶支气管层面与左下叶支气管层面。右肺门在该层面可见由中间支气管发出的走向前向外侧的右中叶支气管，在该层面或稍偏下可见走向外后的右下叶背段支气管与中叶支气管成一夹角，其中的三角形软组织影称为中叶嵴，内含右下肺动脉，它分别向前外和后外发出中叶动脉和右下叶背段动脉。该层面在中叶动脉和纵隔缘间部分的人可显示右中叶静脉，约50%的人可显示左下叶背段支气管，部分人可与右下叶背段显示在同一层面上，背段支气管走向后方，外侧缘有肺动脉分支，内缘紧贴于左下肺静脉，左下叶支气管外缘可见卵圆形或双分叶形的左肺动脉降支，带状的中肺静脉在肺门前外侧横行越过肺门前方进入左心房。

（5）肺门下层面

肺门下层面即右下叶基底段支气管层面。该层面往往可见1～3支基底段支气管分支，能显示全部4支者罕见。可根据其位置关系大致判定，各基底段肺动脉与相应支气管之间的关系不恒定，常呈树枝状或圆形断面影。该层面还见右下肺静脉在支气管后面向内前汇入左心房与其相对应左侧可见形态、走行与左下肺静脉类似。该层面两侧基本相似。

3. 肺叶、肺段和胸膜

胸部CT可以根据肺裂（叶间裂）的位置判断肺叶，斜裂和水平裂分别把右肺分成上、中、下三叶和左肺上、下两叶。肺段间没有胸膜分隔。肺裂由2层脏层胸膜组成，CT表现为高密度的"细线影"，其周围为2～3 cm宽的低密度"少血管区"，约90%的人可显示。斜裂上部由内前走向外后，下部由内后走向外前；水平裂表现为在右中间支气管层面较宽的"少血管区"，呈近似三角形或卵圆形，大部分人在1～2个邻近层面上可见。

奇静脉叶是较常见的副叶，发生率约为1%，系胚胎血管发育过程中，奇静脉未移向正中，从胸壁下降把肺尖压向下方并进入右上肺内，奇静脉压迫胸膜形成一条向下肺裂，称奇裂，其末端含奇静脉，被分隔的肺称奇叶。在CT上奇静脉表现为椭圆形致密影。其他少见肺裂有：分隔下叶内基底段的下副裂，两侧均可见，以右侧稍多；分隔下叶背段的后副裂及相当于右水平叶间裂的左中副裂等。

在常规CT片上，支气管内充盈气体，呈低密度的"含气影"，与CT扫描平面平行时呈管状影，与扫描平面垂直或成一定角度时，表现为圆形或椭圆形阴影，亚段以下的支气管不易显示，如周围肺组织有实变且很小的支气管也都可能显示。肺血管表现为线状高密度阴影，自肺门向外周延伸，逐渐变细，血管断面表现为边缘规则、密度均匀的小结节影，在肺周边的1～2 cm范围内见不到肺血管。一般来讲，肺动脉与同名的支气管伴行，多位于支气管的前、外或上方，从纵隔走向肺外围逐渐变细。肺段静脉主干位于同名支气管的后内或下方，以后走行于肺叶间隔之间，分支较少，变异多，最后汇合成上、下肺静脉汇入左心房。肺血管的管径在呼气末和吸气末各有不同，仰卧位时，其后底部因血流的坠积，血管粗呈星网状，肺后部密度较前部高，吸气时血管变细、密度差缩小，这些改变有助于肺血管与肺内结节的鉴别。

胸膜分脏层胸膜和壁层胸膜，覆盖在肺和纵隔的表面，纵隔胸膜向后包绕降主动脉、脊柱、气管、主支气管、食管、左心房和肺静脉。奇静脉弓上方的右后纵隔胸膜返折在气管后形成的隐窝，称为气管后隐窝。奇静脉弓下方向右后纵隔胸膜反折与胃静脉连接形成的隐窝，称为食管奇静脉隐窝，突入其内的肺组织叫肺嵴，属右下叶背段。在肺底部膈面可见下肺韧带。它是由肺门以下壁层和脏层胸膜合并构成的，沿肺的纵隔面向下止于横膈，在横断面上形态不一，可呈三角形或线状影。内侧端在食管附近，外侧止于膈顶，下肺韧带其下端也可游离。有积液时可增厚。

三、胸部磁共振成像检查

磁共振成像（Magnetic resonance imaging，MRI）是利用原子核在磁场内所产生的信号经重建成像的一种影像技术。人体不同的器官、正常组织与病理组织之间的信号都有一定的差别，这种差别所形成不同的灰度产生磁共振图像。与CT不同的是，MRI的信号强度反映组织间弛豫时间的差别，而不是组织的密度。一般而言，组织信号强，图像相应部分就亮，组织信号弱，图像相应部分就暗，这样就构成了不同组织器官之间、正常组织和病理组织之间图像明暗的对比。影响组织信号强度的因素包括组织的 T_1、T_2 弛豫时间，质子密度和所选择的脉冲序列。

MRI在胸部检查的优点是：患者不用接受X射线的有害辐射；能从横断位、冠状位及矢状位等多个位置进行观察，获得任意解剖层面的图像；可以用不同序列和参数（TR、TE时间等）提高对胸部某些疾病的检出率及鉴别能力；MRI又可利用血液的流空效应显示心脏、大血管，区别肺门区肿瘤、淋巴结及血管。但影响MRI图像的因素较多，成像方法较为复杂，MRI的空间分辨率低，正常肺脏与病变的信号对比度较差，对钙化灶不敏感，心脏搏动及大血管的血流产生噪声会影响肺部疾病显示的清晰度。因此，MRI在胸部疾病诊断方面不如神经系统应用广泛，目前MRI主要用在纵隔和心脏大血管方面。针对肺部病变，MRI主要用于肺癌的分期、肺内肿块的诊断和鉴别诊断，区别肿块与肺不张等，可作为CT的辅助检查手段。胸部影像检查的主要检查方法仍是CT和胸部X线平片。

（一）检查方法

（1）脉冲序列：基本上采用SE脉冲序列，一般至少在一个扫描平面上做 T_1、T_2 加权与质子密度图像。T_1 加权像（T_1W）即短TR、短TE图像，TR（重复时间）=300 ～ 500 ms，TE（回波时间）=20 ～ 50 ms。T_2 加权像（T_2W）即长 TR、长 TE 图像，TR=1600 ～ 2000 ms，TE=60 ～ 100 ms。质子密度图像即长 TR、短 TE 图像，TR=1600 ～ 2000 ms，TE=15 ～ 50 ms。

（2）扫描平面：常规先做横断位扫描，然后根据病变需要做冠状、矢状或斜位扫描。横断位是观察胸内结构最好的切面，特别适于观察气管旁间隙、前纵隔和肺门等；冠状位有助于胸腔入口、肺尖、肺底和主 - 肺动脉窗的观察，以及上腔静脉、气管、主支气管、锁骨下动脉、奇静脉和肺静脉的显示；矢状位对肺尖、胸腔入口与肺底的显示颇有裨益。扫描层厚一般为 10 mm，间隔 0 ～ 10 mm，对小病灶可减薄扫描至 3 ～ 5 mm。矩阵为 256×256 或 256×128，前者图像分辨率较高，扫描时间较长。

（3）门控技术：检查肺部与纵隔病变可不用心电门控与呼吸门控，但为了提高图像质量也可应用心电或呼吸门控技术。应用心电门控技术可减少心搏引起的伪影，但相对延长了扫描时间，不可避免地产生呼吸运动伪影。呼吸门控技术一般只在呼气时进行扫描，需要患者保持平稳的呼吸。

（二）正常胸部的 MRI 信号

（1）胸部的 MRI 信号：在胸部 MRI 图像上，肺、脂肪、肌肉、骨骼等组织有各自的信号强度，表现为不同的亮度。在 T_1W 图像上，以脂肪的信号最强，最亮呈白色；肌肉信号强度较弱，呈灰色；肺与骨皮质由于质子密度低，信号最弱，呈黑色。T_2W 图像上，水的信号最强，最亮呈白色；其次为脂肪呈白灰色；肌肉呈偏低信号；肺与骨皮质仍为低信号呈黑色。由于胸壁及纵隔内有较多的脂肪，因此在脂肪的衬托下能清晰地显示胸壁的结构和纵隔内脏器的形态。

（2）流空效应：在血管内流动液体不产生 MRI 信号称流空效应，是 MRI 的特点。因此，无论是在 T_1W 或 T_2W 图像上，血管和心腔内流通的血液均为无信号的暗区呈黑色。

（3）肺内病变和肿瘤的组织：肺组织内充满气体为低信号，肺内的病变或肿瘤多为中等信号。

（三）正常胸部的 MRI 表现

1.纵隔

（1）气管与主支气管

气管与主支气管腔内充满空气呈低信号或无信号。管腔的周围虽被高信号的脂肪所勾画，管壁呈中等信号，但通常看不见，只有在与纵隔胸膜和肺相接触的无脂肪衬托的区域才能见到，如气管的右侧壁、气管的右后外侧部和右侧主支气管。胸段气管的轴线成后倾斜的方向，取与气管的轴线平行的斜冠状位能完整地显示气管、左右主支气管及中间段支气管。

（2）大血管

血管腔内流动的血液通常为低信号，与纵隔内高信号的脂肪形成鲜明对比。血管壁的信号介于脂肪和血管腔之间，呈中等强度，但只有在与胸膜面、肺接触的无脂肪衬托的部位才能见到。在胸部 MRI 图像上，大血管能清晰显示，血管的管径越细见到的概率越小，文献报告能看到 3 mm 直径的血管。

（3）食管

食管壁的厚度约为 3 mm，在 T_1 加权像上，食管呈中等信号强度，与骨骼肌信号相近。食管的上 1/3 段、下段及食管胃吻合部通常能良好地显示，食管中段因与左心房紧贴呈扁平状难以显示。

（4）淋巴结

纵隔内淋巴结在脂肪组织的衬托下可以见到，正常淋巴结的横径应小于 10 mm，呈均质圆形或卵圆形结构，信号强度低于脂肪。

（5）胸腺

胸腺位于前上纵隔，横断位上呈三角形或圆形，矢状位上呈椭圆形。在 T_1 加权图像上，胸腺的信号低于脂肪。随着年龄增长，胸腺的信号与脂肪相似。

（6）心包

心包位于心外脂肪和心包外脂肪层之间，呈低信号强度的线状影。

2. 肺门

在胸部 MRI 图像上，肺门的肺血管和支气管均为管状的无信号的结构，表现相似，只能凭借它们的解剖学关系加以鉴别；在横断位上，采用心电门控技术能较清晰显示和识别。通常肺叶动脉、静脉和支气管几乎都能清晰见到，而肺段动脉、静脉和支气管的显示就不太令人满意。在肺门的血管与支气管之间有软组织影充填，它们由融合在一起的脂肪、结缔组织和淋巴结所组成，呈高信号，范围通常较小，直径 3～5 mm。有 3 个部位软组织影出现较大，分别是：①右叶间动脉走出肺门后的上外侧部和下肺动脉的外侧部（3～15 mm）。②右中叶支气管的前外侧（3～10 mm）。③左上叶支气管和后降支气管节段肺动脉之间（3～10 mm）。

3. 肺实质

肺泡内充满气体，质子密度很低，肺实质的信号非常弱，仅能在肺门周围看到少数分支状影像。而在肺的背部和胸膜下区，信号强度稍高，原因是靠近检查床的肺组织活动度较弱，肺实质充气不佳，或因水压作用，肺背部区域的血流灌注较多。

4. 胸膜

胸膜是肺实质与纵隔、胸壁以及横隔界面。MRI 空间分辨率低，正常胸膜不易显示，也不能显示叶间裂。

5. 胸壁

胸壁肌肉在 T_1 加权图像上呈中等强度信号。在脂肪的衬托下显示清晰，肋骨、胸骨和脊椎的骨髓内含脂肪呈高信号，骨皮质为低信号。

四、胸部超声检查

（一）胸腔积液定位穿刺

超声显示积液特别敏感，能够确定其深度和范围，有助于包裹性积液的诊断和鉴别诊断，因而在临床上广泛用于胸膜腔积液的定位，超声引导穿刺成功率达 95% ～ 100%。

1. 超声引导下胸腔穿刺抽液主要适应证

（1）可疑胸腔积液

对于积液量很少或穿刺失败的复杂病例，利用穿刺探头在超声引导下进行穿刺，可显示针尖进入积液病变的全过程，避免了盲目穿刺可能导致患者不必要的痛苦或其他脏器损伤，具有无放射性、操作方便等优点，可以帮助确定积液性质或明确病因诊断。

（2）大量胸腔积液

大量胸腔积液主要分为以下几种：①结核性胸膜炎，需积极抽液治疗以避免发生胸膜增厚。②癌性胸腔积液，需要多量抽液以暂时缓解症状。③肝硬化、心力衰竭、肾炎，偶因大量胸腔积液引起严重呼吸困难而需要一时性缓解症状者。④血胸、脓胸、液气胸，在穿刺确诊后，宜尽快抽尽积液或气体，使肺早日复张。上述大量胸腔积液、血胸、脓胸、液气胸等，不仅需要通过穿刺以明确诊断，更重要的是抽出足够的液量以达到治疗目的。后者通过置管引流或采用经改进的安全针管方法更为适宜。

2. 超声引导下胸腔穿刺抽液禁忌证

临床根据 X 线摄影拟诊为胸腔积液而超声未能证实或仅发现肋膈隐窝极少量

积液者，抽液常很困难且易误伤胸腹部脏器，故视为相对禁忌证。

①大叶性肺炎（下叶肺实变）或合并极少量积液（反应性胸膜炎）。

②胸膜增厚占优势的包裹性积液，积液已基本吸收。

③巨大的胸膜间皮细胞瘤合并少量积液。

④叶间胸膜炎伴有叶间积液，经体表超声检查定位有困难者。

3. 仪器和针具

二维超声仪器均可以用于胸部导向穿刺。有时为了区别血管，安全操作可以选用具有彩色多普勒血流显像功能的超声诊断仪。对胸壁或表浅肺组织穿刺，以高分辨力线阵或凸阵探头为首选，频率以 5 ～ 13 MHz 为宜；对胸腔深部肺组织活检，以扇扫或凸阵探头为首选，频率通常为 5 ～ 13 MHz。

胸腔积液穿刺选用针具主要有普通穿刺针、导管针、多孔穿刺针等，如需置管引流可选用套管针、猪尾巴引流管、球囊导管等。针具和导管的选择取决于穿刺或引流的目的、病变部位、深度以及积液的特点。穿刺出于引流目的时，在允许的情况下，尽量使用粗引流管。若做长时间置管引流，应选用猪尾巴引流管或带球囊引流管。抽吸过程中容易脱出或需要反复冲洗的情况下，应使用塑料套管针。

4. 术前准备

条件允许的情况下，可参照 X 线及 CT 结果，综合各影像学检查结果选择最佳的穿刺途径和穿刺方法。

5. 超声引导胸腔穿刺的操作方法

超声引导介入性操作主要有 3 种方法：间接引导穿刺、徒手穿刺及使用穿刺引导装置穿刺。对于大量积液的抽吸或引流通常使用间接法。在实施穿刺或引流前首先用超声选择穿刺点、角度及深度，并在体表做穿刺点标记。穿刺部位常规消毒铺巾，然后进行抽吸或引流。在准备好消毒区后，可将探头放入无菌橡胶手套内，使用无菌耦合剂或溶液作为接触剂，通过超声再次确认穿刺点。使用间接法应该尽量减少移开探头与插入穿刺针的间隔时间，以避免因患者体位变化导致针道改变。如积液量少则通常使用导向装置引导法。选用何种导向装置要根据当前拥有的超声设备条件和疾病的具体情况而定。原则是既能清楚显示靶目标，又能选择距离近且安全的穿刺路径。对于声窗小而位置深的病变，以选择小曲率半径探头和穿刺适配器为宜。使用导向装置穿刺时，事先必须用普通探头预选穿刺路径和靶目标，必要时进行体表标记。为了保证导向的准确性，一定要经常校准超声导向装置（包括穿刺探头或穿刺适配器），以保证穿刺针具始终在声束平面内，并位于声束宽度的中央。为此，可以在消毒之前用水槽进行穿刺校验。

6. 操作技术及注意事项

①胸腔积液穿刺一般取坐位，某些包裹性积液位于肩胛间区、腋下区并可被肩胛骨遮挡，宜让患者举起上肢采取抱头姿势。位于前胸部的包裹性积液，宜采取半卧位。

②进针时紧靠肋骨上缘以避免损伤肋间血管。

③穿刺过程中应防止空气进入胸膜腔。采用改良的筒形多孔针者，穿刺进入胸膜腔后需立即拔出针芯，连上针头和软管。操作者必须动作敏捷，防止进气。

④初次胸腔抽液量不宜过多，视患者的具体情况而定，一般不超过 500 ～ 1000 mL。留置导管的患者取半卧位比较安全、舒适，可抽至 800 mL 后休息 5 ～ 10 min，在无不良反应的情况下继续抽吸 800 mL，如此重复直至肺部复张或抽尽为止。在休息期间鼓励患者饮用饮料，允许患者适当变动体位。

⑤抽液过程中一旦发现穿刺针随呼吸上下摆动，说明针尖可能触及膈胸膜或肺表面，宜适当退针，避免穿刺过深伤及肝、脾。采用筒式多孔针者比较安全。

⑥患者如有脸色苍白、冷汗、头晕不安、脉弱等"胸膜反应"表现，应立即拔针，让其卧床休息，必要时注射 0.1% 肾上腺素 0.3 ～ 0.5 mL。留置导管者一旦完成置管，患者宜取平卧位，可预防晕厥发生。液气胸者可在抽液后取特殊卧位，使引流管位置相当于胸腔的最高位，以抽取胸内积气。

⑦穿刺过程中患者若出现阵咳应立即拔针，警惕其发生气胸。留置导管者则无发生气胸的顾虑，咳嗽和深呼吸运动反而有助于引流。

⑧局部麻醉应当充分。若操作时间过长，麻醉效果消失会引起疼痛，宜补充注射局部麻醉药物。

⑨抽取大量液体时，可利用三通阀以简化操作。对于脓胸患者必要时可采用 10 ～ 14 F 导管，以保证引流通畅。

⑩当脓胸闭式胸腔引流及抗生素疗效不佳导致纤维蛋白沉积形成分隔时，可向胸膜腔内注入链激酶或尿激酶，通常会有一定效果。

（二）食管疾病超声诊断

食管疾病为临床常见疾病，X 线上消化道钡餐检查及普通胃镜检查为临床最常用的方法。近年来，超声技术的进步及其在内镜检查中的应用，为消化道提供了又一重要的检查手段。内镜超声在食管疾病的应用主要有 3 个方面：诊断黏膜下肿物与壁外压迫性病变、观察食管癌浸润深度、观察食管静脉曲张。

（1）腹段食管疾病超声

食管的远端大约 3 cm 长的部分位于横膈下方腹腔内，位于肝脏左叶后方、尾状叶的左侧以及主动脉的前方，通常表现为管状或环形低回声结构，其中低回声部分代表食管管壁的肌层，而内部高回声区代表浆膜层部分。通常食管管腔只有在喝水或患者患有胃食管反流的情况下才可以观察到，而胃食管连接处在绝大部分患者中均可以观察到，超声表现为"假肾征"。正常成人的腹段食管长度 30 ~ 48 mm，平均食管壁厚度约 3.8 mm。超声虽不是常规食管疾病的检查方法，但在上腹部超声检查时应注意观察腹段食管，尤其是在肝病患者可能合并有食管静脉曲张的情况下。

贲门失弛缓症表现为食管下段括约肌不能完全放松，张力增加，食管蠕动能力进行性减弱。超声可以显示食管下段扩张积液在胃食管连接处逐渐变细。饮水后水在胃食管前庭存留，体壁对称性增厚，饮水后贲门口延迟或间歇开放的疾病，高分辨力内镜超声可观察食管下段括约肌各层变化，括约肌的增厚程度和疾病的严重程度相关。同时内镜超声有助于判断贲门失弛缓症的病因。

裂孔疝为胃通过食管裂孔疝入胸腔，其中绝大多数患者为"滑入"疝，也就是说胃食管连接处位于胸腔内，此疾病随着年龄增加发病率增高，与反流性食管炎、十二指肠溃疡、憩室炎、胆石症等有关。仅有很少部分裂孔疝胃被挤入胸腔而胃食管连接仍在腹腔内的情况，另外有的裂孔疝不可复位，胃完全位于胸腔内。超声可以清楚观察到胃食管连接处，胃食管连接处在横膈裂孔水平直径 7 ~ 10 mm，如果连接处观察不到或者在横膈裂孔水平肠管直径 16 ~ 21 mm，则上述各征象阳性预测值可达 100%，肠管直径阴性预测值为 90%，未见到胃食管连接的阴性预测值大约在 94.7%。

胃食管反流是相对常见的疾病，尤其在新生儿当中，在此年龄阶段通常被认为是生理性原因。超声可以准确诊断胃食管反流，敏感性可达 95%，但反流为间歇发生的现象，通常要花费较长的时间进行观察，并且检查时要求患者取特殊体位观察反流，因此通过超声诊断此病并不常用。

（2）内镜超声诊断食管胃黏膜下隆起病变

正常消化道管壁在超声内镜检查术的扫描图像中清晰地分为 5 层，由内向外依次为高、低、高、低、高等 5 个回声层，依次相当于黏膜界面、黏膜层、黏膜下层、固有肌层及浆膜层或外膜层。根据病变出现于消化管壁的位置，可以判断病变属壁内病变或壁外压迫性病变，如属壁内病变，根据其位置及回声性质，可以帮助诊断病变来源于哪一层以及其物理性质。根据病变回声是否均匀、是否其中有暗区等，可以判别病变属于良性、恶性或含液性等。良性病变一般回声均匀；如果回声明显不均匀，应考虑恶性的可能；含液性病变通常表现为无回声区；外压性病变消化管壁 5 层结构完整，可显示壁外的肿物或器官压迫消化管壁。

（3）内镜超声观察食管癌浸润深度

通过非创伤性的方法将超声探头插入人体食管腔内，获得食管壁各层次结构和周邻重要脏器的声像图。正常食管壁显示为 5 层结构。食管癌在超声影像上表现为不均匀低回声区，其 T 分期标准为：T_1 肿瘤局限于第 1、第 2 层；T_2 肿瘤致第 3 层光带中断；T_3 肿瘤侵犯第 4 层，但第 5 层光带连续；T_4 第 5 层光带中断，或肿瘤侵及周围组织。食管邻近纵隔淋巴结转移时，可见管壁外圆形或椭圆形的低回声影像，部分成堆出现。

胸主动脉受累时，可见低回声癌肿组织穿破外膜与动脉壁相连，环形、光滑的动脉壁回声图像变为局限性缺陷或不规则。通过观察淋巴结的形态及内部结构鉴别其良、恶性。食管上段癌局部淋巴结的判断标准：①良性淋巴结多为长圆形、长短轴径比大于 2，淋巴结门多为宽阔型。②恶性淋巴结多为圆形、长短轴径比小于 2，淋巴结门偏心或消失。超声内镜由于内镜前端装上超声探头后直径增粗（13 mm 以上），且前视镜变成侧视镜，造成插入和观察困难，国外有报道指出，有 38% 的食管癌患者因食管狭窄不能接受内镜检查，从而使其临床应用受到限制。微型超声探头直径只有 2.6 mm，通过内镜活检孔插入，不影响内镜观察，而且食管癌出现的食管狭窄段几乎都能通过并贴近病灶进行扫描，使用方便且安全。

（4）内镜超声观察食管静脉曲张

在食管的第 2、第 3 层中可见低回声的静脉管腔，呈椭圆形或长形。第 1、第 2 层之间有时也可见到低回声小圆形。胃贲门静脉曲张在贲门部断面图像上有同样表现。硬化治疗后，静脉腔的低回声区可变为高回声区。

（三）上腔静脉系统超声

上腔静脉的主要属支包括无名静脉、颈内静脉、锁骨下静脉、上肢静脉，及其颈部和上胸部浅表静脉。超声在上腔静脉回流障碍疾病及上腔静脉综合征的诊断中有一定的应用价值。

1. 上腔静脉综合征的临床特点

上腔静脉位于上纵隔右前方，周围被右主支气管、动脉、胸腺及淋巴结所包绕。因其管壁薄、压力低，故易受外来压力造成阻塞。上腔静脉汇集头、颈、上肢、胸部的血液，回流至右心房，发生阻塞可导致上述区域静脉回流障碍、压力升高，从而引起相应症状和体征。上腔静脉综合征的主要病因为胸部肿瘤侵蚀及压迫上腔静脉或无名静脉，其中以右上肺支气管癌、纵隔内恶性肿瘤、纵隔内转移性癌最为常见。上腔静脉和左、右无名静脉梗阻后回流受阻、静脉压升高及血流动力学改变，可引发血栓。

上腔静脉综合征是上腔静脉阻塞引起的一组症状，典型的临床表现为胸、颈、面部静脉扩张，颜面浮肿，甚至躯干和上肢浮肿，呼吸急促。根据临床特征，本征一般容易诊断。胸部摄片上可发现上纵隔肿块，CT对比增强扫描是常用的诊断方法。上肢肿胀是上肢深静脉梗阻、回流障碍的典型症状，可仅由上肢静脉病变引起，如静脉内血栓，但更常见于上腔静脉综合征。症状程度取决于病因、血管阻塞进展快慢、梗阻完全与否以及侧支循环建立的速度和充分与否。早期症状可有脸颈部轻度水肿、眼球胀感和易流泪。进展期由于静脉回流梗阻，导致浅表静脉充盈，发绀，面颈、肩、上肢水肿加重，如梗阻进展快，则出现头痛、眩晕、嗜睡等神经系统症状，脑水肿可使颅内压增高，视盘水肿可使视力下降。气管、支气管和喉头水肿可致呼吸困难。口腔、鼻腔黏膜瘀血、静脉曲张破裂可致大出血。恶性肿瘤压迫喉返神经可致声嘶；侵及交感神经节可产生霍纳综合征，表现为瞳孔缩小、眼睑下垂及眼球内陷。良性病因所致者，上腔静脉阻滞血流缓慢，可因侧支循环逐渐形成，使症状缓解。

2. 检查方法

患者取仰卧位，充分暴露头颈部、肩部、上胸部及患肢，使用不同频率的凸阵及线阵探头检查上腔静脉的主要属支，如无名静脉、颈内静脉、锁骨下静脉、上肢静脉，及其颈部和上胸部浅表静脉，利用有限的透声窗尽可能观察无名静脉及上腔静脉区域，寻找实质性肿块，观察静脉的管径、走行，管腔内部是否存在血栓，如有血栓记录其具体位置，观察有无侧支循环开放征象并对侧支血流进行频谱测量。

上腔静脉综合征的病因诊断非常重要，有助于制订合理的治疗计划。据报道，97%的上腔静脉综合征患者病因是恶性肿瘤，其中肺癌占75%、恶性淋巴瘤占15%、转移性癌占7%。在超声引导下进行的经皮行肿块或淋巴结针吸活检，具有非常重要的临床意义。

3. 上腔静脉综合征的声像图特点

（1）肿瘤直接表现

如肿瘤位置表浅或体积较大时，可于无名静脉或上腔静脉内径增宽处探及实质性肿块回声，通常表现为低回声或中低回声。

（2）上腔静脉属支扩张表现

无名静脉、颈内外静脉、锁骨下静脉内径增宽。

（3）血栓形成各阶段表现

①血栓形成前期血流瘀滞，管腔内可见密集点状"烟雾状"回声流动。②血栓形成早期静脉管腔增粗，血栓多呈低回声，用彩色多普勒血流成像可帮助诊断，但需谨慎。③血栓形成不完全时，可见血栓呈丘状沉积于内膜，管腔内可见血流信号存在。④血栓形成完全阻塞管腔时，管腔内充满实性低回声或中低回声。

（4）侧支循环开放征象

侧支以上胸壁和颈部浅表静脉较易探测，胸廓内静脉便是其中之一，其正常血流频谱为三相波。上腔静脉综合征患者的胸廓内静脉血流频谱特点为：血流反向、变平、失去正常三相波，颈内静脉呈间歇性低速血流。在狭窄部位放置内支架后如保持通畅，则胸廓内静脉又转为正向血流，并恢复正常三相波，同时颈内静脉流速增加。

（5）医源性血栓导致上腔静脉综合征表现

安装起搏器的患者其导管置留于锁骨下静脉，超声可见管腔内条索状高回声，延伸至无名静脉。血栓形成时常先附着于导管，再向静脉腔周边扩展，吸收时则由周边向静脉中心的导管发展；血栓形成不完全时，彩色多普勒超声可观察到管腔周边通过的血流信号。

超声声像图结合彩色及频谱多普勒能对上腔静脉及其属支的梗阻程度、血流瘀滞情况、管腔内有无血栓、侧支循环开放情况、病程的演进和疗效进行评价，可为疾病的诊断提供很多有价值的信息。

第三节　支气管镜检查

一、支气管镜检查的应用解剖

（一）气管、隆突

气管为一马蹄形的圆筒状腔道，成人的气管长 10～12 cm，横径 1.8～2.5 cm。由 14～16 个马蹄形的气管软骨（气管后壁无软骨）、平滑肌纤维和结缔组织构成，内面覆以黏膜。上端与喉相连，向下至胸骨角平面分为左、右支气管。左、右主支气管分叉处称为气管叉。在气管叉内面有一向上凸出的半月状嵴，即隆突。隆突通常较锐利，当肿瘤转移至其下的淋巴结时，锐利的隆突将会增宽。

（二）支气管

1. 右主支气管

从隆突至右上叶管口下缘的支气管称为右主支气管，长 2～3 cm，与气管成 25°～30° 角，经右肺门入右肺，分为上叶支气管和中间支气管。中间支气管长约 1.5 cm，又分为中叶支气管和下叶支气管。

（1）上叶支气管

上叶支气管起自右主支气管的后外侧壁，与右主支气管约成 90° 角，其开口的上缘一般低于隆突 0.5～1 cm。上叶支气管距开口 1～1.2 cm 处又分出 3 个段支气管，即尖、后、前段支气管。

（2）中叶支气管

中叶支气管在上叶管口下方约 1.5 cm 处，开口于中间支气管前壁。距中叶开口 1～1.5 cm 处又分出 2 个段支气管，即内段、外段支气管。

（3）下叶支气管

下叶支气管即中间支气管的延长部分，开口于中叶支气管后下方。在下叶支气管后壁与中叶支气管开口的对侧或稍低约 0.5 cm 处，可见下叶背段支气管开口。在背段支气管开口下方约 1.5 cm 处下叶支气管内壁可见有内基底段支气管的开口。由内基底段支气管再往下约 0.5 cm 处，下叶支气管又分出 3 个基底段，即前、外、后基底段支气管。前基底支气管的开口在下叶支气管的前外侧壁，其下约 1 cm 有外和后基底段支气管的开口。

2. 左主支气管

从隆突到左上叶支气管口的下缘称为左主支气管，长约 5 cm，与气管成 40°～50° 角，经左肺门入左肺。叶和段支气管开口有各种变异，以上叶变异常见。常可见到上叶尖后段同一开口，也可见到右上叶开口位于隆突上方的情况。

（1）支气管

支气管起自左主支气管的前外侧壁。距上叶开口 1～1.5 cm 处分为左上叶固有支气管和舌段支气管。左上叶固有支气管继续呈弧形弯曲向上，不到 1 cm 处即分出前、尖、后段支气管。左肺舌段相当于右肺中叶，又分出上舌支和下舌支。

（2）下叶支气管

下叶支气管的开口与上叶支气管开口处于同一平面，也可视为左主支气管的延长部分。距下叶支气管开口不到 1 cm 处后壁即见下叶背段开口，再向下 1～2 cm 又分出前内基底段、外后基底段支气管。

二、支气管镜检查的适应证、禁忌证及并发症

（一）支气管镜检查的适应证

随着支气管镜的不断发展、麻醉方法的改进，以及插管水平的提高，支气管镜检查的适应证正在逐步扩大，禁忌证则越来越少。

①用于诊断与气管、支气管、肺有关的疾病：一切可疑为气管、支气管、肺的病变而诊断不明者。检查的同时可以取活检组织进行病理学检查、涂片或灌洗液的细胞学检查、分泌物的细菌学检查等。

②用于治疗与气管、支气管、肺有关的疾病：如气管支气管异物的钳取，清除呼吸道的分泌物，瘤内注射，激光、微波等的消融治疗，激光光动力治疗等。

（二）支气管镜检查的禁忌证

气道梗阻患者因支气管镜不能通过，故禁用。支气管镜检查虽没有绝对禁忌证，但以下情况应视为相对禁忌证。

①肺功能严重障碍者应尽可能在肺功能适当纠正后，或在心电监护及充分给氧的情况下进行检查。

②一般情况太差、恶液质或终末期的肿瘤患者。

③疑有主动脉弓瘤者。

④严重的肺部感染及高热患者，最好在感染控制以及体温恢复正常后进行检查。

（三）支气管镜检查的并发症

支气管镜检查属于侵入性检查，并发症在所难免。目前广泛使用的电子支气管镜的并发症较硬质支气管镜检查显著减少。据国外的统计报道，需处理的并发症发生率为 0.2%～0.3%，死亡率约为 0.01%。常见的并发症有以下几种。

（1）麻醉药物过敏

目前局部麻醉多用 1% 丁卡因或 2% 利多卡因喷雾吸入或滴入表面黏膜麻醉。国内外均有因麻醉药物过敏而发生死亡的报道。麻醉药物过敏的主要表现为胸闷、面色苍白、脉快而弱、全身麻木，重者出现呼吸困难、四肢抽搐及昏迷等。

一旦发生过敏反应，应立即给予吸氧、保持呼吸道通畅及其他抗过敏药物治疗。

（2）出血

出血为最常见的并发症。原因是支气管镜经鼻插入时损伤鼻黏膜或活检、刷检后的出血，一般出血量少时，无须特殊处理。但也有极个别可发生危及生命的大出血。鼻黏膜损伤所致的较大量的出血，应立即塞入鼻咽塞压迫止血；而活检、刷检后的出血应立即在镜下喷洒止血药物，如立止血、麻黄素等进行止血，并可静脉使用全身止血药。需特别指出的是，一旦在镜下发现有大量的出血，不可立即拔出支气管镜，而应尽量用支气管镜吸出血液并喷洒止血药物，直至无活动性出血为止。

（3）低氧血症、呼吸困难

低氧血症、呼吸困难较常发生。在支气管镜检查过程中，动脉血氧分压常可降低 10～20 mmHg，一般不影响检查。对于原有肺功能严重障碍或有气道阻塞的患者，应在吸氧和心电监护下进行。近年较多开展的无痛支气管镜检查更常见到一过性的低氧血症。

（4）喉头水肿、支气管痉挛

喉头水肿、支气管痉挛多因咽喉部尤其是声门麻醉不充分而强行插镜引起。一旦发生就应立即给予解痉药物和吸氧，必要时行气管切开术。

（5）发热

有极少数患者在支气管镜检查后出现发热症状，以高龄或原有阻塞性肺部疾病的患者为多。原因可能是患者在进行支气管镜检查时，原有的上呼吸道或口腔的化脓性病灶导致下呼吸道感染，也可能与支气管镜消毒不严或检查室环境有关。对于发热的患者，必要时给予抗生素治疗。

三、支气管镜检查方法

（一）术前准备

1. 患者的心理准备

多数患者都十分恐惧支气管镜检查，因此检查前应尽可能向患者说明检查的目的、意义及有关事项，有条件的可让患者在候诊室观看检查过程的录像，以消除患者的恐惧心理，争取患者的主动配合。

2. 了解病史、体检及辅助检查

①了解患者的药物过敏史：对有药物过敏史者，局部麻醉时应特别注意。

②了解患者的心血管及呼吸系统疾病病史：宜先行心电图及肺功能检查，最好在心电监护下进行支气管镜检查。

③了解患者有无精神异常或癫痫病史：如有此类患者应行无痛（全身麻醉）支气管镜检查。

④检查患者双侧鼻道有无狭窄、息肉、鼻中隔偏曲等情况：如有此类情况，可选择经口插入支气管镜检查。

⑤注意出血、凝血时间及血小板计数，预防术中、术后出血。

⑥仔细观察近期的 X 线片或 CT 片，明确病变位置。

⑦口腔有局部义齿的应取下。

3. 禁食

术前至少禁食 6 小时，以防反流误吸致吸入性肺炎或窒息。

4. 术前用药

常于术前半小时给予镇静药及莨菪类药物，以防患者过度紧张及麻醉药中毒，还可减少支气管内分泌物。如无禁忌通常给予阿托品 0.5 mg 和苯巴比妥钠 0.06 g。

（二）麻醉

良好的麻醉是支气管镜检查成功的关键。麻醉分为局部麻醉和全身麻醉（无痛支气管镜检查），以往均以局部麻醉为主，现在要求无痛检查的患者越来越多。无论是局部麻醉还是全身麻醉，经鼻插镜操作前均需先使用麻黄素和局部麻醉药物的棉签收缩并麻醉鼻道，以便于顺利进镜。

1. 局部麻醉

局部麻醉的药物常用的是 0.5%～1% 丁卡因和 2% 利多卡因，一般情况下成人总量丁卡因不超过 60 mg，利多卡因不超过 400 mg。常用的局部麻醉方法有以下几种，需根据医生的经验及习惯进行选择。

①雾化吸入法麻醉：利用氧气筒内氧气压力作为喷雾动力，通过雾化器将麻醉药物喷入支气管内进行麻醉。此方法简单，但耗时较长。

②环甲膜穿刺麻醉：先做咽喉部的喷雾麻醉，然后行环甲膜穿刺，注入麻醉药。此法麻醉效果较好，但穿刺部位可有少量出血流入气管和支气管内，注意与病理性的出血相鉴别。

③直接注入法：直接将支气管镜插入咽部，在直视下通过支气管镜的活检管道注入麻醉药麻醉咽喉部，特别注意声门的麻醉。一般注入麻醉药 2～3 次后即可顺利通过声门到达气管，然后边插镜边注入麻醉药。此法简单省时，效果尚

可，但局部麻醉药物用量较多，适合患者较多的医院采用。

2. 全身麻醉（无痛支气管镜检查）

建立静脉通道后，静脉注射芬太尼 2 μg/kg、异丙酚 2 ～ 3 mg/kg，待患者意识消失后开始插镜检查，根据患者的反应情况，可适当静脉追加异丙酚 25 ～ 50 mg，以达到适当的麻醉深度。麻醉过程中，保持患者的自主呼吸、鼻管吸氧及心电监护，密切观察患者的血氧饱和度变化情况。此法麻醉起效快，效果确切，恢复迅速且平稳，无明显不良反应，大大减轻了患者检查时的痛苦，缺点是费用稍高。

（三）操作步骤

1. 体位

患者的体位可根据患者的情况及医生的操作习惯而定。通常取卧位，医生在患者的头侧；也可取坐位，医生面向患者进行检查。

2. 插镜途径

（1）经鼻孔插入法

准备好含局麻药和麻黄素的棉签，将其插入后鼻孔麻醉并收缩鼻腔和鼻道，以便顺利进镜，在咽喉和气管麻醉后开始插入支气管镜。通常术者左手持支气管镜操作部，拇指略向下拨动旋钮，使支气管镜前端先端部稍向上形成自然弯曲，右手持支气管镜插入部由鼻道进入。插入时，要保持视野清晰，在直视下沿鼻道的空隙前进，切忌盲目推进，以免损伤鼻黏膜而出血。进镜约 15 cm 即可看见会厌及咽后壁，绕过会厌即可见声门。让患者平静吸气或嘱其发"啊"的声音，当双侧声带张开时，迅速将支气管镜通过声门插入气管。此步骤是支气管镜检查的技术难点，为顺利进镜和减少患者的痛苦，声门的麻醉是关键，如声门麻醉欠佳，则可加喷少许麻药，还要注意不得在声门闭合的情况下强行插入，以免引起喉头水肿、痉挛或声带损伤。

（2）经口腔插入法

经口腔插入法分为经口直接插入法和经口气管套管插入法两种。经口直接插入时先让患者口服一支胃镜检查用含局麻药的润滑胶浆，固定牙垫，然后插入支气管镜至喉部，其余方法同经鼻孔插入法。经口气管套管插入时则先将气管套管套在支气管镜上，经口插入，当支气管镜进至气管下段后，再将气管套管从支气管镜插入部慢慢向先端部推进至气管内。以上两种方法各有优缺点，一般认为经鼻孔插入较易进入喉腔和气管，不存在支气管镜被咬坏的可能，患者痛苦小；而经口气管套管插入法则便于支气管镜反复进出气管，虽对咯血和分泌物较多患者来说便于吸引，但增加了支气管镜被咬坏的风险，患者的痛苦稍大。

3. 气管、支气管的进入及识别

支气管镜通过声门后，要随时调节旋钮，使镜体端保持在气管的中间位，勿使镜体端沿气管壁滑动，以免引起损伤和咳嗽。要边推进边观察，随时注意观察气管的形态、黏膜的色泽、软骨环的清晰度等。正常的气管黏膜红白相间，粉红色的黏膜位于气管平滑肌的表面，色泽光亮，表面无明显血管可见，间以白色的软骨环，界限清晰。成年人气管长度平均为 11.8 cm，自鼻孔至隆突的长度为 28～30 cm。正常隆突略偏左侧，吸气时边缘锐利，且有一定的活动度，如隆突明显增宽且固定，常常表示隆突下淋巴结受累。

（1）右侧支气管

纤维支气管镜到达隆突后，术者将镜身向右转 90° 左右，同时拨动旋钮，使远端稍向上弯，支气管镜便从隆突向右移至右主支气管口。再向内推进 1 cm 左右，可在右主支气管的外侧壁上看到右上叶支气管管口。调整镜体远端的弯曲度，使视野对准右上叶支气管口，缓缓推进，即可进入右上叶支气管内。进入后首先看到前支与后支。有时需将弯曲度增加至 120°，才可以看见尖支。必要时可插入段支或亚段支，进一步观察亚段及次亚段支气管的情况。观察完毕，将纤维支气管镜退至右主支气管开口处，然后向中间支气管推进。在中间支气管远端可见 3 个呈前后排列的开口，即中叶、下叶及下叶背段支气管开口。调节弯曲度，使镜体尖端向上翘，对准中叶支气管开口，进入中叶支气管其远端可见内、外侧及其小分支。由中叶支气管退出，将镜端向下弯，可在中叶支气管开口同一平面或稍下方的后外壁上看到另一横行开口，此为下叶背段开口。将镜体远端向下叶支气管推进，首先可见右下叶支气管内侧壁上的内基底支。下叶支气管远端可见前、外及后 3 个基底支气管开口。

（2）左侧支气管

镜端退回到隆突上方，术者将镜身向左转 90° 左右，视野对准左主支气管开口徐徐推进，便可顺利将支气管镜插入左主支气管。进入 4～5 cm 后可见前外侧壁上的左上叶支气管开口。对准左上叶支开口向前推进，首先看到舌支，舌支在其远端分为上、下舌段支气管，继续前进即可见左上叶前支及尖后支气管，将镜端退至左主支气管远端，并稍向下弯，可在后内侧壁上看到左下叶及背段支气管开口，将镜体尖端向下叶推进，依次可见左下叶支气管的前、外、后 3 个基底段支气管。

行支气管镜检查时，通常应先检查健侧，然后再检查患侧。需注意的是，几乎所有的叶段支气管都可见到变异的情况，要正确地识别。

四、常见疾病的镜下表现

（一）炎症

正常的支气管黏膜很薄，表面有光泽，呈粉红色，可见血管网，透过黏膜软骨环的白色轮廓清晰可见。当支气管黏膜及黏膜下层受到各种感染或其他刺激时，镜下可见到黏膜发红、肿胀、血管扩张、黏膜粗糙不平、分泌物增加等炎症反应。炎症反应可以是弥漫的也可以是局限的，但均不具特异性，因此，支气管镜检查不能对所发现的炎症进行病因诊断。目前，学术界很少有人为单纯诊断支气管的炎症而行支气管镜检查。支气管炎症的一般镜下表现包括3个方面，即管壁的变化、管腔的变化及管腔内容物的异常。

1. 管壁变化的镜下表现

①黏膜充血、水肿：黏膜因毛细血管充血而发红，有时可看到扩张的血管。充血后常伴有水肿，表现为黏膜表面亮度增加，有增厚的感觉，支气管嵴部变钝，支气管软骨环模糊不清，软骨环间沟变浅或消失。单纯的水肿，黏膜色泽苍白。

②黏膜粗糙不平、色泽苍白缺血：为支气管慢性炎症的表现，提示黏膜有增生与疤痕收缩同时存在。

③黏膜溃疡或肉芽组织增生：可发生于急、慢性炎症。急性炎症引起的肉芽常伴有脓性分泌物；慢性炎症引起的肉芽，周围黏膜可无明显炎症。

④黏液腺孔扩大：表现为数目不等的小孔陷入黏膜表面，较易见于两侧支气管、右中间气管及上叶支气管。在慢性支气管炎时较常见。

⑤黏膜肥厚：黏膜由于增生而粗糙不平，色泽较差，嵴部变钝，但活动度良好，管腔有程度不同的缩小。

⑥黏膜萎缩：黏膜表面有收缩感，色泽灰白，常伴条索状疤痕或纵横皱褶，隆凸嵴部锐利，管腔有扩大感。

⑦疤痕：黏膜色泽灰白，表面可内陷或凸凹不平，常伴条索状疤痕或放射状疤痕，可使管腔或管口变形、狭窄或闭塞。

⑧纵横皱褶：正常时可见于气管下部及大支气管后壁膜部，系由黏膜下弹力纤维束组成。当有慢性支气管炎或支气管痉挛时，表现明显。

⑨管壁瘘孔：支气管壁或支气管淋巴结钙化后，可因物理因素磨破气管和支

气管壁而导致穿孔，如合并继发感染，可使支气管或肺部化脓，在穿孔处可见有脓栓存在。

2. 管腔变化的镜下表现

①管腔狭窄：多发生于中小支气管，一般皆由支气管及肺部炎症引起黏膜水肿或增厚而产生狭窄。当肺叶体积较大时，管腔可发生变形和移位，例如，上叶高度萎陷时，因下叶上移，可把下叶背段开口当作上叶开口，必须注意辨认。

②管腔阻塞：在支气管狭窄的基础上，由于脓栓、黏液栓、血栓等物质可导致管腔阻塞，引起肺部不张，吸引后管腔可恢复通畅。也可因炎症或手术后的感染引起黏膜高度充血水肿而阻塞，待炎症消除后可通畅。

③管腔扩张：可见支气管黏膜萎缩，管腔增大，嵴锐利，纤维支气管镜可同时窥见多级支气管。

3. 管腔内容物异常的镜下表现

正常情况下管腔内无分泌物存在，只要能吸取到分泌物时即为异常。

①脓性分泌物：提示有化脓性细菌感染，黏膜常红肿。

②血性分泌物：除肺癌外，肺阿米巴病、肺吸虫病以及支气管病变时皆可有出血。在咯血后，有时可见陈旧性血栓阻塞于支气管内。

③钙化及骨化：慢性炎症时，支气管内有时可见钙石及骨化碎片。有的游离于管壁，有时可见骨化的软骨自管壁突入管腔，在其表面有完整的上皮覆盖。

（二）结核

事实上，肺结核的镜下表现同其他炎症一样，其改变包括管壁、管腔的变化及管腔内容物的异常，镜下难以区别，但可通过活检或制片来确诊，如合并有支气管结核则镜下表现有其特点，因此支气管镜检查已成为诊断和鉴别诊断结核的重要手段。支气管结核的镜下表现常见的有以下4种类型。

（1）浸润型

此型表现为局限性或弥漫性黏膜下浸润，结核性小结或斑块，亦可合并管外淋巴结压迫。在急性期，黏膜高度充血、水肿、易出血。出血常局限于一侧支气管的一个叶或段支气管。支气管开口处有时可有脓液溢出。在慢性期，黏膜有轻度充血水肿，呈灰白色；或黏膜粗糙，呈颗粒状增厚，软骨环模糊不清，可产生不同程度的狭窄。黏膜下结节或斑块常呈黄白色乳头状突入管腔，可破溃坏死，也可痊愈而遗留瘢痕。

（2）溃疡型

此型可继发于浸润型支气管结核，或因支气管淋巴结核溃破而引起黏膜表面有分散孤立的溃疡，溃疡底部有肉芽组织，有时溃疡底部有一层黄白色干酪样坏死组织，吸除后才能看出溃疡，如坏死物阻塞管腔或溃疡底部肉芽组织增生，常可引起管腔阻塞，可并发肺叶或肺段不张。

（3）增殖型

此型主要是增生的肉芽组织，呈颗粒状或菜花状向管腔突出，易出血，可发生支气管阻塞，或愈合后形成疤痕。

（4）纤维狭窄型

此型为支气管结核病变的愈合阶段，黏膜变成纤维组织，无活动性。狭窄程度和狭窄管腔长短不一，严重者管腔完全闭塞。

（三）肺癌

支气管镜是检查肺癌不可或缺的重要手段。对于中央型肺癌，支气管镜可直接观察肿瘤的部位、大小、形态及浸润范围，并对肿瘤进行活检或制片。对于周围型肺癌则可能见到一些间接征象如狭窄、阻塞、外压等，并可对其进行经支气管镜针刺吸引或支气管肺泡灌洗做细胞学检查。通过支气管镜检查观察原发性支气管肺癌有以下3种情况。

1.肺癌的直接所见

肺癌在镜下的形态可分为3种类型。

（1）肿块型

该型肿块的形态多种多样，可呈菜花状、结节状、息肉状、乳头状、分叶状、蕈状、斑块状等。少数肿块可长蒂，有移动性。肿块表面光滑或凹凸不平，可伴坏死、血管怒张、溃疡出血。其共同特点为肿块凸向管腔。大体分型属管内型。

（2）浸润型

该型表现为支气管黏膜凹凸不平，常呈扁平状隆起，伴有血管扩张、坏死，软骨环模糊不清，支气管黏膜充血、水肿、增厚。肿瘤可沿支气管长轴方向浸润，形成管状或漏斗状狭窄，也可沿横轴浸润，形成环形狭窄。如果以黏膜下浸润为主，黏膜表面貌似正常，但有增厚、僵硬的感觉。浸润型与肿块型的区别在于不形成明显的肿块。大体分型属管壁型。

（3）混合型

该型既见癌块，又见癌浸润。肿块型或浸润型癌灶表面的坏死脱落后即可形成溃疡。所谓菜花样肿块，往往是由于肿块表面形成多发性小溃疡所致。浸润型癌灶时可使管壁轻度凹陷。

2. 肺癌的间接所见

（1）阻塞

阻塞的原因有很多，肿块、癌细胞浸润、外压等均可造成支气管管腔阻塞。支气管结核性肉芽、慢性支气管炎肉芽、外伤所致的支气管断裂、支气管黏膜肿胀、结核性及炎症性瘢痕、黏液、坏死组织、血块阻塞以及非肿瘤所致的外压等也可造成支气管阻塞，注意鉴别。

（2）狭窄

狭窄的形态可呈环状、偏心状、不规则状、管状、漏斗状、扁状等。狭窄的原因有癌性浸润、肿块部分阻塞、结核肉芽肿、炎性充血水肿、瘢痕、分泌物部分阻塞等。

（3）外压

外压性膨隆与外压性狭窄意义相同，前者是指管壁外压而膨出，后者是指管壁受外压而膨出后使特定管腔狭窄。外压的原因有肿瘤、转移性淋巴结、良性肿块如结核等。

（4）隆凸或嵴部增宽、固定

隆凸或嵴部增宽、固定是外压的一种表现，其意义同外压。

（5）血性分泌物

血性分泌物常提示小支气管处肿瘤表面有少量出血，若用毛刷沿出血处支气管擦刷，有时可获阳性结果。

（6）声带麻痹

声带麻痹以左侧声带麻痹较常见，常提示肺部肿块压迫喉返神经。

3. 无异常

支气管镜一般只能观察到Ⅳ～Ⅴ级支气管，常无法观察到周围型支气管癌变。即使发生于大支气管的癌，有时病变也主要表现为黏膜下浸润，初看起来黏膜貌似正常，但活检或擦刷有时可获阳性结果。因此，对临床及影像学检查有异常的可疑肺部病灶，即使支气管镜检查无异常，也应进行常规活检及刷检细胞学检查。

第四章 先天性心脏病诊疗

第一节 右心室流出道及肺动脉狭窄

右心室流出道及肺动脉狭窄是常见的心脏畸形之一，占先天性心脏病发病率的12%～18%。右心室流出道及肺动脉狭窄可单独存在，也可合并室间隔缺损、房间隔缺损、卵圆孔未闭，甚至其他更复杂的心脏畸形。狭窄的部位包括从右心室到肺之间的解剖梗阻，可发生在肺动脉瓣、右心室漏斗部、肺动脉主干及其分支。有时上述2种或3种狭窄合并存在，造成肺少血和右心室射血阻力升高，严重者可导致右心功能不全。

一、病理解剖与病理生理

（一）肺动脉瓣狭窄

单纯肺动脉瓣狭窄大约占所有先天性心脏病发病率的10%。常见的病理改变是3个半月瓣在交界部分融合，收窄瓣口，中央形成圆顶穹隆状结构，向肺动脉突出。由于血流在狭窄处受到阻碍产生的"喷射效应"，狭窄后的肺动脉扩张，扩张范围可达左肺动脉。肺动脉前壁变薄，张力减低，用手指可触及，可感受到由血流喷射产生的收缩期震颤。另一种病理改变是肺动脉瓣环及瓣膜发育不良。瓣膜形状不规则，瓣叶明显增厚，瓣膜活动度减低。瓣叶由黏液样组织组成，延展至血管壁。瓣环通常很小，肺动脉主干也发育不良，没有狭窄后肺动脉扩张。大约2/3的先天性侏儒痴呆综合征患者会出现这类肺动脉瓣狭窄。严重的肺动脉瓣狭窄会引起瓣下的右心室肥厚，造成漏斗部狭窄，加重右心室流出道梗阻。右心室因梗阻而显著扩大，严重者呈球形，右心房也明显扩大。严重的肺动脉瓣狭窄，还会导致右心室腔的顺应性下降，如果合并有卵圆孔未闭、房间隔缺损或者室间隔缺损，可能引起双向分流或右向左分流，出现发绀。

（二）右心室流出道狭窄

由于漏斗部肌壁增厚，故可形成管状狭窄。狭窄部的形态和位置与室上嵴及其连续的壁束和隔束的异常有关，整个漏斗部形成一条狭长的通道。狭窄部位可仅局限于漏斗部的入口处。往往肺动脉瓣环和瓣膜正常，没有明显的狭窄后肺动脉扩张。右心室壁明显增厚，右心房也可扩大。双腔右心室是一种罕见的畸形，发生于漏斗部的下部，右心室流出道的纤维肌束收缩变窄，形成纤维肌肉隔膜，将右心室分成 2 个大小不等的心腔；上方为稍有扩大而壁薄的漏斗部，下方为肥大的右心室。隔膜的开口径大小决定了右心室流出道梗阻的程度。

（三）肺动脉瓣上狭窄

肺动脉瓣上狭窄是指肺动脉干，左、右肺动脉及更远端分支的梗阻，狭窄可为一处，但更常见的是多处狭窄。如果肺动脉瓣上狭窄局限，就常伴有狭窄后扩张；但如果狭窄段长或肺血管弥漫性发育不良，则不会发生狭窄后扩张。肺动脉瓣上狭窄常合并各类先天性和获得性疾病，包括风疹、先天性肝内胆管发育不良征、皮肤松弛症、先天性侏儒痴呆综合征、先天性结缔组织发育不全综合征及威廉姆斯综合征等。

二、临床表现

右心室流出道及肺动脉狭窄的临床表现与狭窄的程度有关，狭窄越重，症状越明显，病情也越严重。

（一）症状

轻度狭窄患者没有症状或症状轻微。中度狭窄患者的常见症状有活动耐力差、易疲劳，劳累后心悸、气促等。婴幼儿期可有呼吸困难、乏力、喂养困难，其症状可随年龄的增长而加重。个别患者因右向左分流，也可出现发绀。晚期可出现右侧心力衰竭的症状，如静脉充盈、外周水肿和发绀等。在极少数情况下，患者可出现劳力性心绞痛、晕厥或猝死。

（二）体征

体征一般发育尚可，严重狭窄者发育较差。胸骨左缘心前区可扪及抬举样搏动，提示有重度的右心室流出道及肺动脉狭窄。若为肺动脉瓣狭窄，在胸骨左缘第 2 肋间可扪及明显的收缩期震颤，小儿或胸壁较薄的成年人尤其明显，是提示肺动脉瓣膜狭窄的重要体征之一。在胸骨左缘第 2 肋间闻及粗糙的收缩期喷射样杂音，随吸气增强，向左锁骨下区和左腋部传导。随着肺动脉瓣膜狭窄加重，喷射样杂音增大，持续时间延长，高峰延迟。肺动脉瓣区第二心音减弱或消失。收缩期杂音和第二心音减弱或消失，是提示肺动脉瓣狭窄的重要体征之一。

若为右心室流出道狭窄，收缩期震颤及杂音常以胸骨左缘第 4 肋间最为明显，听不到肺动脉瓣的开瓣音。若为肺动脉瓣上狭窄，可听诊到连续、柔和的杂音。如通过未闭的卵圆孔、房间隔缺损、室间隔缺损产生右向左分流，可出现发绀。

三、辅助检查

（一）心电图检查

在心电图上，右心室的肥厚程度与右心室流出道及肺动脉狭窄的严重程度直接相关。轻度狭窄者，约 50% 的患者心电图正常或只有轻微的电轴右偏；中度狭窄者，可观察到电轴明显右偏，R_V 振幅增高；重度狭窄者，电轴极度右偏，R_V 振幅大于 20 mm，可出现右心室心肌劳损和肺型 P 波。

（二）胸部 X 线检查

正位 X 线胸片显示心脏轻度或中度增大、肺血管纹理稀少、肺野清晰。如 X 线胸片提示右心缘增大，右心房也扩大。有心力衰竭的患儿，因右心房扩大，心影可呈球形。侧位片可见增大的右心室与前胸壁接触面增加。即使只有轻度的肺动脉瓣狭窄，狭窄后扩张也会导致主肺动脉、左右肺动脉影明显凸出。右心室流出道狭窄时，由于右心室肥大，心尖向上翘。心腰低平或凹陷。

（三）超声心动图

超声心动图可明确诊断，应用二维及多普勒技术可全面评估右心室流出道及肺动脉的情况。通过二维成像，可以观察到增厚呈穹隆状的肺动脉瓣，反射增强、开放受限；右心室前壁及室间隔增厚、右心室流出道变窄、肺动脉呈狭窄后扩张。可测量右心室大小和收缩功能、右心房大小和肺动脉直径。右心室流出道狭窄时，可见右心室流出道内流速明显升高，形成收缩期射流，多普勒超声可估测右心室流出道的压差和口径。肺动脉狭窄时，肺动脉瓣口处流速升高，形成收缩期射流，射血时间延长，多普勒超声可估测肺动脉瓣的跨瓣压差、瓣口面积，从而确定病变的位置和严重程度。

（四）心导管检查和肺动脉造影

大多数右心室流出道及肺动脉狭窄可通过临床检查和超声心动图得到明确诊

断。如果临床检查和心脏超声结果明显不符，需进一步进行右心导管检查和心血管造影即可明确诊断。

（1）右心导管检查

正常人右心室收缩压与肺动脉干的收缩压一般均相等。如有压力阶差，一般不超过 10 mmHg；凡右心室压力显著升高、肺动脉压力降低或正常、右心室与主肺动脉压力阶差超过 10 mmHg 以上者，即可诊断为肺动脉瓣狭窄。根据右心室压力升高和瓣口狭窄的程度，分为轻度、中度、重度和极重度等 4 种（见表 4–1）。将心导管从肺动脉逐渐拉回到右心室，瓣膜狭窄者可显示明显压力阶差和压力曲线的改变，收缩压突然升高，波形呈高而尖的心室波，而舒张压降低；如从肺动脉至右心室连续测压，出现移行区，提示右心室漏斗部有肌性狭窄存在。

表 4–1 右心室压力和瓣口狭窄程度

瓣口狭窄程度	压力 /mmHg			瓣口直径 /mm
	收缩压	平均压	压力阶差	
轻	< 60	< 25	< 40	> 15
中	61 ～ 120	26 ～ 45	40 ～ 100	10 ～ 15
重	121 ～ 180	46 ～ 65	> 100	5 ～ 10
极重	> 180	> 65	> 100	< 5

（2）心血管造影

右心室造影可显示右心室漏斗部狭窄的部位和程度，瓣口狭窄的程度、主肺动脉及其分支狭窄的程度和位置。如为肺动脉瓣狭窄，造影显示主肺动脉明显扩张，造影剂较淡，从狭窄的肺动脉口喷出较浓的造影剂。如为右心室流出道狭窄，可见造影剂滞留在右心室内；如有主肺动脉或其分支狭窄，可见狭窄前后扩张的肺动脉。另外，心血管造影还可检查是否存在合并畸形。

四、鉴别诊断

（一）房间隔缺损

房间隔缺损患者由于右心系统血容量增多，右心室前负荷增加，右心室收缩射血时易产生肺动脉瓣相对性狭窄。听诊时在胸骨左缘第 2 肋间可闻及柔和的收缩期杂音。超声心动图可探及肺动脉瓣血流加速，有时误诊为肺动脉瓣狭窄。依据听诊时肺动脉瓣第二心音亢进，有时分裂，X 线胸片显示肺血增多等，不难鉴别。但应注意鉴别房间隔缺损合并肺动脉瓣狭窄。

（二）室间隔缺损

轻的室间隔缺损患者可无症状，体格检查闻及胸骨左缘第 3、第 4 肋间收缩期杂音；高位室间隔缺损的杂音部位可位于左侧第 2 肋间，虽有时易与肺动脉瓣狭窄混淆，但室间隔缺损往往肺动脉瓣第二心音亢进，杂音粗糙。X 线胸片显示肺血增多，双心室增大。超声心动图可见明显的跨室间隔血流，不难鉴别。

（三）法洛四联症

有时法洛四联症（Tetralogy of Fallot，TOF）患者的心脏听诊、X 线胸片等与肺动脉口狭窄者极为相似，均可闻及胸骨左缘第 2 肋间收缩期杂音，第二心音减弱，X 线胸片显示肺血减少及右心室扩大。但法洛四联症患者多有蹲踞现象及发绀，X 线胸片显示上纵隔增宽，超声心动图可见室间隔缺损及主动脉骑跨现象。

（四）三尖瓣下移畸形

严重三尖瓣下移畸形患者表现为发绀、右心房扩大及肺血相对减少，虽有时易与严重肺动脉瓣狭窄合并右侧心力衰竭混淆，但三尖瓣下移畸形患者肺动脉瓣区无收缩期杂音，右心室无肥大，而以右心房扩大为主，多有右束支传导阻滞。超声及心导管检查可测知三尖瓣及肺动脉瓣情况及右心室 – 肺动脉有无压力阶差，两者不难鉴别。

（五）主动脉窦瘤突入右心室流出道

未破裂而突入右心室流出道的主动脉窦瘤有时可致右心室流出道梗阻，临床表现与单纯右心室流出道狭窄相似，但主动脉窦瘤（多见于成年人）既往无心脏杂音。合并室间隔缺损者，心脏杂音性质和部位与单纯右心室流出道狭窄者不同。超声心动图可观察到主动脉窦扩大、窦壁破坏及向右心室流出道突出的囊袋样结构，与单纯右心室流出道狭窄不同。有时需术中探查才能鉴别。

五、治疗方法

（一）介入治疗

传统上，右心室流出道狭窄及肺动脉瓣狭窄均可外科手术治疗。1982 年，有报道首次成功对肺动脉瓣狭窄进行经皮穿刺球囊导管瓣膜成形术。目前，对于单纯的肺动脉瓣狭窄，经皮球囊瓣膜成形术已成为儿童、青少年及成年人患者的首选治疗方法。任何患者跨肺动脉瓣压力阶差大于 50 mmHg，都应考虑经皮球囊瓣膜成形术。目前，也有报道使用肺血管球囊成形术，并植入可扩展的金属支架，来治疗肺动脉瓣上狭窄。金属支架可以克服阻力成功植入，但随着患者年龄增长，如何再次扩张支架，仍然是一个值得探讨的问题。

（二）手术治疗

手术一般在体外循环下进行。单纯肺动脉瓣狭窄，可直视下进行瓣膜交界切开术。右心室流出道狭窄，则需要切开右心室流出道，切除肥厚心肌和隔膜，疏通右心室流出道，必要时心包补片加宽。若为右心室流出道狭窄合并肺动脉瓣环发育不良及主肺动脉狭窄，则须将右心室切口向上延伸，经肺动脉瓣环达主肺动脉远端，再用自体心包加宽修补。扩大后的肺动脉瓣环直径参考标准为：1 岁以内瓣环直径为 8 ～ 10 mm；1 ～ 10 岁瓣环直径为 11 ～ 13 mm；11 ～ 14 岁瓣环直径为 14 ～ 16 mm；15 岁以上瓣环直径为 17 ～ 20 mm。

对于主肺动脉及其分支的狭窄，可沿血管长轴切开管壁，用补片加宽狭窄的管径。右肺动脉加宽时，可横断主动脉以方便显露。其他合并畸形，在术中予以处理。

第二节　法洛四联症

TOF 是 1888 年 Fallot 第一次精确地描述该病的临床表现及完整的病理特征，后人便以他的名字命名该病。TOF 是最常见的发绀型先天性心脏病，其发病率占各类先天性心脏病发病率的 10% ～ 15%。典型的 TOF 有 4 个特点，包括右心室流出道梗阻（漏斗狭窄）、室间隔缺损、主动脉骑跨（右旋）和右心室肥大，也可合并房间隔缺损等其他畸形。TOF 的基本病理是右心室漏斗部发育不良，而导致室间隔漏斗部前向左转，引起对位不良。这种对位不良决定了右心室流出道梗阻的程度。绝大多数 TOF 患儿需要接受外科手术治疗，同时随着体外循环、心肌保护及手术技术的不断进步和完善，各大医学中心的临床结果显示，手术并发症的发生率和死亡率很低，远期效果良好。

一、病理解剖

TOF 患者可出现范围广泛的解剖畸形。TOF 最初描述的 4 种畸形包括：肺动脉狭窄、室间隔缺损、主动脉右旋造成的骑跨、右心室肥厚。

目前，学术界公认的 TOF 的最重要特征是：①漏斗部或瓣膜狭窄引起的右心室流出道梗阻。②室间隔缺损为非限制性，并且对位不良。

（一）右心室流出道梗阻

临床上大多数的 TOF 患者，由于右心室血流排空受阻，右心室的收缩压会不断增高。漏斗部室间隔的前移和旋转决定了右心室梗阻的部位和严重程度。如果梗阻相邻肺动脉瓣，病变会更严重。

（二）肺动脉及其分支

肺动脉的大小和分布差异很大，可能闭锁或发育不良。左肺动脉缺如比较少见。有些 TOF 患者存在不同程度的外周肺动脉狭窄，进一步限制了肺血流量。肺动脉闭锁造成右心室与主肺动脉没有血流沟通。在这种情况下，肺血流依赖于未闭的动脉导管或来自支气管动脉的侧支循环。如果右心室流出道梗阻轻微，大的左向右分流或大的主肺侧支会使肺血流量过大，造成肺血管病变。在 75% 左右的 TOF 患儿中，存在不同程度的肺动脉瓣狭窄。狭窄通常是由于瓣叶僵硬，而不只是由交界融合造成的。绝大部分 TOF 患者的肺动脉瓣环都有狭窄。

（三）主动脉

主动脉向右移位和根部的异常旋转导致主动脉骑跨，即主动脉有不同程度起源于右心室。部分 TOF 患者，超过 50% 的主动脉可能源于右心室，可能因此出现右位主动脉弓，导致主动脉弓分支异常起源。

（四）合并畸形

在 TOF 患者中，合并畸形很常见。合并房间隔缺损的 TOF 也称所谓的法洛五联症。其他合并畸形包括：动脉导管未闭、房室间隔缺损、肌性室间隔缺损、肺静脉异位引流、冠状动脉畸形、肺动脉瓣缺如、主－肺动脉窗以及主动脉瓣关闭不全等。冠状动脉的解剖也可能是不正常的。其中一种情况是，左前降支发自右冠状动脉近端，在肺动脉瓣环下方，横跨右心室流出道。在 TOF 病例中，这种左前降支异常大约占 9%，这种异常增加了跨肺动脉瓣环补片的风险，有时需要使用外管道。室缺修补时，异常左前降支容易受损。有时，右冠状动脉起源于左冠状动脉。

二、病理生理

TOF 患者的血流动力学取决于右心室流出道梗阻的严重程度。一般情况下，由于存在非限制性的室间隔缺损，使左、右心室的压力相等。如果梗阻非常严重，心内分流是从右到左，肺血流量也会显著减少，在这种情况下，肺血流量主要依赖于未闭的动脉导管或支气管侧支血管。

三、临床表现

（一）症状

临床表现与解剖畸形的严重程度有直接的关系。大多数 TOF 患儿会有喂养困难、发育受限等问题。合并肺动脉闭锁的患儿，如果没有大的主肺侧支，随着动脉导管的闭合，会出现重度发绀。也有些患儿因为有足够的肺血流量，不会出现发绀，只有当他们的肺血流量不能满足生长发育的需要时，才出现症状。一些 TOF 患儿刚出生时，并不出现发绀的迹象，但之后在哭泣或喂养过程中，他们可能出现皮肤发绀，甚至缺氧发作。在年龄较大的 TOF 患儿中，最有特征性的增加肺血流量的方式是蹲踞。蹲踞具有诊断意义，在 TOF 患儿中有高度特异性，增加周围血管阻力，从而减少跨室间隔缺损的右向左分流量。随着年龄增长，劳累性呼吸困难进行性加重。在年龄较大的患儿中，侧支血管可能破裂导致咯血。严重发绀的患儿，可因红细胞增加，血黏稠度高，血流变慢而引起脑血栓。若为细菌性血栓，则易形成脑脓肿。

加重 TOF 患儿发绀的因素有酸中毒、压力、感染、姿势、活动、肾上腺素受体激动药、脱水、动脉导管闭合等。TOF 主要的分流是经室间隔缺损，血流从右到左进入左心室，产生发绀和血细胞比容升高。轻度肺动脉狭窄可能会出现双向分流。一些患儿漏斗部的狭窄极轻，其主要的分流是从左到右，这种现象被称为粉红色 TOF。虽然这类患儿可能不会出现发绀，但是往往会出现体循环中的氧饱和度下降。

（二）体征

大多数患儿比同龄儿童瘦小，通常出生后就有嘴唇和甲床发绀；3～6 个月以后，手指和足趾出现杵状。通常在左前胸可扪及震颤。肺动脉瓣区和胸骨左边可闻及粗糙的收缩喷射性杂音。如右心室流出道梗阻严重（肺动脉闭锁），则无法闻及杂音。主动脉瓣区第二心音通常是响亮的单音。在缺氧发作时，心脏杂音可能会消失，提示右心室流出道和肺动脉收缩变窄。如存在大的主肺侧支，听诊时可闻及连续杂音。

四、辅助检查

（一）实验室检查

红细胞计数、血红蛋白及血细胞比容均升高，与发绀的程度成正比。通常，动脉血氧饱和度降低，多数为 65% ~ 70%。由于凝血因子减少、血小板计数低，严重发绀的患者都有出血倾向。全血纤维蛋白原减少，导致凝血酶原时间和凝血时间延长。

（二）X 线胸片

X 线胸片最初可能无异常，但逐渐会出现明显的肺血管纹理减少，肺动脉影缩小，右心室增大，心尖上翘，呈现经典的"靴形心"。

（三）心电图

心电图显示右心室扩大引起的电轴右偏，常有右心房肥大，不完全右束支传导阻滞约占 20%。如果心电图没有提示右心室肥厚，则 TOF 的诊断可能有误。

（四）超声心动图

超声心动图显示主动脉骑跨于室间隔之上，内径增宽。右心室内径增大，流出道狭窄。左心室内径缩小。彩色多普勒血流显像可见右心室直接将血液注入骑跨的主动脉。目前，彩色多普勒超声心动图可以准确诊断动脉导管未闭、肌性室间隔缺损或房间隔缺损，还可以较为准确地提示冠状动脉的解剖，轻松观察瓣膜病变。在许多医疗机构，TOF 术前仅用超声心动图来做诊断。如果存在多发室间隔缺损、冠状动脉异常或远端肺动脉图像不清楚的情况，则需要进一步检查。

（五）MRI

MRI 可以提供主动脉、右心室流出道、室间隔缺损、右心室肥厚、肺动脉及其分支发育情况的清晰图像。MRI 可以测量心腔内压力、压差和血流量。MRI 的缺点有：成像时间较长，患儿需要镇静以防止运动伪影。此外，在磁共振隧道成像时，无法实时观察到患儿的病情变化。

（六）心导管检查

不是所有 TOF 患者均需要进行心导管检查。如果超声心动图对心脏畸形描述不清晰，或肺动脉及其分支情况不明，或怀疑有肺动脉高压导致的肺血管病变，心导管检查则非常有帮助。心导管检查通过血管造影，了解心室、肺动脉的大小。心导管检查可以获得各个心腔和血管的压力及氧饱和度数据，可以发现任何可能的分流。如之前做过分流手术，在根治手术前要进行心导管造影。心导管造影还可以确定冠状动脉异常。

五、诊断及鉴别诊断

（一）诊断

TOF 有典型的临床特征，可以很快做出初步的临床诊断。如，出生后早期出现发绀、呼吸困难、活动耐力差、喜蹲踞、胸骨左缘收缩期杂音及肺动脉第二心音减弱，红细胞计数、血红蛋白、血细胞比容升高，动脉血氧饱和度减低，X 线胸片显示肺血减少、靴形心，心电图显示右心室肥大等，即可做出诊断。确诊可依据超声心动图、心导管及心血管造影检查结果。

（二）鉴别诊断

TOF 主要依靠超声心动图、心导管及心血管造影检查，对其他的发绀型心脏畸形进行鉴别。

（1）大动脉转位

完全性大血管错位时，肺动脉发自左心室，而主动脉发自右心室，常伴有心房或心室间隔缺损或动脉导管未闭，心脏常显著增大，X 线片显示肺部充血。如同时有肺动脉瓣口狭窄，则鉴别诊断将很困难。

（2）三尖瓣闭锁

三尖瓣闭锁时，三尖瓣口完全不通，右心房的血液通过未闭卵圆孔或心房间隔缺损进入左心房，经二尖瓣入左心室，再经心室间隔缺损或未闭动脉导管进入肺循环，X 线检查可见右心室部位不明显，肺野清晰。有特征性心电图，电轴左偏 –30° 以上，左心室肥厚。选择性右心房造影可确诊。

（3）三尖瓣下移畸形

三尖瓣下移畸形时，三尖瓣的隔瓣叶和后瓣叶下移至右心室，右心房增大，右心室相对较小，常伴有心房间隔缺损而造成右至左分流。心前区常可闻及 4 个心音；X 线显示心影增大，常呈球形，右心房增大；心电图显示右心房肥大和右束支传导阻滞；选择性右心房造影显示增大的右心房和畸形的三尖瓣，可以确诊。

（4）右心室双出口伴肺动脉狭窄

本病临床症状与 TOF 极相似，但本病一般无蹲踞现象，X 线检查显示心影增大，选择性心血管造影可确诊，右心室双出口伴肺动脉狭窄与 TOF 主要鉴别点为主动脉瓣与二尖瓣前叶无解剖连接。

（5）肺动脉口狭窄

本病合并心房间隔缺损发绀出现较晚，有时在数年后，蹲踞不常见。胸骨左缘第 2 肋间的喷射性收缩期杂音时限较长，伴明显震颤，P2 分裂。X 线检查除显示右心室增大外，右心房也明显增大，肺动脉段凸出，无右位主动脉弓，肺血正常或减少。心电图右心室劳损的表现较明显，可见高大 P 波。选择性心血管造影显示肺动脉口狭窄属瓣膜型，右至左分流水平在心房部位，可以确诊。

（6）艾森曼格综合征

室间隔缺损、房间隔缺损、主 – 肺动脉窗或动脉导管未闭的患者发生严重肺动脉高压时，使左至右分流转变为右至左分流，形成艾森曼格综合征。本综合征特点：发绀出现晚；肺动脉瓣区有收缩喷射音和收缩期吹风样杂音，第二心音亢进并可分裂，可有吹风样舒张期杂音；X 线检查可见肺动脉总干弧明显凸出，肺门血管影粗大而肺野血管影细小；右心导管检查发现肺动脉显著高压等，均可鉴别。

六、治疗

（一）药物治疗

手术是 TOF 发绀型患者最有效的治疗方式。药物治疗主要是为手术做准备。大多数患儿有足够高的氧饱和度，通常可进行择期手术。新生患儿急性缺氧发作时，除吸氧和静脉注射吗啡外，将他们放成胸膝体位可能会有用；重度缺氧发作时，可静脉注射普萘洛尔，减轻右心室流出道漏斗部的肌肉痉挛，增加肺血流量。逐渐加重的低氧血症和缺氧发作是 TOF 早期手术的指征。无症状的 TOF 患儿不需要任何特殊药物治疗。

（二）外科治疗

TOF 早期手术的风险因素有：出生低体重儿、肺动脉闭锁、合并复杂畸形、经历过多次手术、肺动脉瓣缺如综合征、低龄、高龄、严重肺动脉瓣环发育不良、肺动脉及其分支发育不良、右心室/左心室收缩压比值高、多发性室间隔缺损以及合并其他心脏畸形等。

1. 姑息手术

姑息手术的目标是不依赖动脉导管，增加肺血流量，使肺动脉生长，为手术根治创造机会。有时，患儿肺动脉闭锁或左前降支冠状动脉横跨右心室流出道，无法建立跨肺动脉瓣环的右心室 – 肺动脉通道，而可能需要放置外管道。虽然可以使用人工管道，但是肺动脉极其细小的新生患儿或许不适合在婴儿期一期根治。这些患儿需要的是姑息手术而不是根治手术。姑息手术有多种类型，目前首选的是 Blalock-Taussig（BT）分流术。因为 Potts 分流术会引起肺血流量不断增加，而且在根治手术时，拆除分流难度大，现已放弃使用；Walerston 分流术虽偶尔使用，但也存在肺动脉血流量过大的问题，还会造成右肺动脉狭窄，通常根治手术时，需要进行右肺动脉成形；由于 Glenn 分流术会造成后续的根治手术困难，目前已经不再使用。

鉴于上述各种分流术存在的问题，改良了 BT 分流术，即在锁骨下动脉和肺动脉之间使用 Core-Tex 人工血管连接，是目前首选的方法。BT 分流术具有以下优点：①保留了锁骨下动脉。②双侧均适合使用。③发绀明显减轻。④根治手术易于控制和关闭分流管道。⑤良好的通畅率。⑥降低医源性体 – 肺动脉损伤的发生率。

姑息分流术的效果，会因患者手术年龄和分流手术类型而不同。其他类型的姑息手术，目前已经很少使用。其中包括非体外循环下右心室流出道补片扩大术。这种手术可能会损害肺动脉瓣，造成心包重度粘连，肺动脉血流量过多会导致充血性心力衰竭，因此，这种手术仅限于 TOF 患儿合并肺动脉闭锁和（或）肺动脉发育不全的治疗。在危重症新生患儿中，如果存在多个医疗问题，可通过导管球囊进行肺动脉瓣切开，以增加血氧饱和度，从而避免进行急诊姑息手术。但是，在新生患儿中，这种操作有引起肺动脉穿孔的风险。有研究表明，在有症状的 TOF 新生患儿中，行分流手术或根治手术，其死亡率较高。

2. 根治手术

一期根治是 TOF 最理想的治疗方式，通常在体外循环下进行。手术的目的是修补室间隔缺损，切除漏斗部狭窄区的肌束，以消除右心室流出道梗阻。在体外循环转机前，以往手术放置的主 – 肺分流管要先游离出来并拆除。之后，患者在体外循环下接受手术，其他的合并畸形如房间隔缺损或卵圆孔未闭，也同期修补

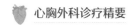

关闭。

TOF 是一种进展性的心脏畸形，大多数患儿需要外科手术治疗。外科根治最佳的手术年龄仍存在争议，但多数研究人员主张早期根治手术。早期根治手术具有以下优点：①能促进肺动脉和肺实质的发育。②可避免体肺分流术给左心室带来的容量负担，保护左心室功能。③避免了体–肺分流不当造成肺血管病的危险。④心内畸形早期得到矫治，可避免发生右心室肥厚、肺动脉血栓形成、脑脓肿、脑血栓及心内膜炎等并发症。⑤可避免右室内纤维组织增生，使术后严重心律失常发生率明显降低。⑥可促进心脏以外的器官发育。⑦可避免二次手术的危险，减轻家属心理和经济负担。目前，大多数的外科医生建议 TOF 一期根治，治疗效果较好。新生患儿 TOF 应用前列腺素维持动脉导管开放，发绀可以得到控制，大大减少了 TOF 的紧急手术数量。对危重发绀缺氧的患儿，外科医生现在有足够的时间来评估患者的解剖情况并进行一期根治手术，而不必采用主动脉–肺动脉分流术。TOF 一期根治，避免了长时间的右心室流出道梗阻和继发的右心室肥厚、长期的发绀和侧支血管形成。TOF 一期根治的风险因素有冠状动脉异常、极低体重儿、肺动脉细小、多发性室间隔缺损以及合并多种心内畸形等。

3. 术后处理

所有患儿在心内直视手术后必须转入儿童重症监护病房。术后必须密切观察血流动力学指标，等心脏和呼吸功能稳定后再去除气管插管和呼吸机。需要保持适当的心排血量和心房起搏，来维持体循环的末梢灌注。患儿应每天称体重，来指导体液出入量。心脏传导阻滞患者应该植入临时的房室起搏器。如果 5 ～ 6 d 后还不能恢复正常传导，那么患者可能需要植入永久心脏起搏器。

第三节　肺动脉闭锁

肺动脉闭锁有两种类型：一种是室间隔完整的肺动脉闭锁；另一种是伴有室间隔缺损的肺动脉闭锁。

一、室间隔完整的肺动脉闭锁

（一）概述

室间隔完整的肺动脉闭锁是较少见的发绀型先天性心脏病，占先天性心脏病发病率的 1% ～ 3%，占新生儿发绀型先天性心脏病发病率的 25%。室间隔完整的肺动脉闭锁是指肺动脉瓣闭锁同时伴有不同程度的右心室、三尖瓣发育不良，而室间隔完整的先天性心脏畸形。

肺动脉瓣叶在发育时无法相互分离的胚胎学机制尚不清楚。流经三尖瓣和右心室的血流明显减少，可能是造成肺动脉闭锁合并三尖瓣和右心室发育不良的原因。

（二）病理解剖

本病并非单纯的肺动脉病变，病理变化涉及右心室、三尖瓣及冠状动脉血管。室间隔完整的肺动脉闭锁很少伴有主 – 肺动脉大侧支血管形成。

（1）肺动脉闭锁

肺动脉瓣呈隔膜样闭锁，瓣叶融合为拱顶状，漏斗部或肺动脉干闭锁少见。肺动脉瓣环和肺动脉干多近正常，亦可严重发育不良。

（2）右心室及三尖瓣

本病分为 3 型：Ⅰ型表现为右心室的流入部、小梁部和漏斗部均存在；Ⅱ型表现为漏斗部缺如，流入部、小梁部存在；Ⅲ型表现为只有流入部分，其余两部分均缺如。三尖瓣几乎都有不同程度的发育不良，从三尖瓣重度狭窄到三尖瓣环扩张，亦可呈 Ebstein 畸形样改变。通常可通过三尖瓣瓣环的直径来判断右心室的发育程度，借以指导选择手术方式。

（3）冠状动脉循环

约 10% 室间隔完整的肺动脉闭锁患儿有 1 支或以上主要冠状动脉狭窄或闭锁。狭窄或闭锁段远侧的冠状动脉通常经过右心室与冠状动脉床之间的心肌窦状隙交通来获取血供。这种冠状动脉畸形最常见于三尖瓣关闭正常而右心室腔小的患儿，冠状动脉循环依赖于右心室高压的逆行灌注，又称右心室依赖型冠状动脉循环。

（三）病理生理

由于心房水平存在右向左分流，因此新生儿出生时即表现出发绀，只有在动脉导管开放时，患儿才能生存。患儿出生后肺血流量和动脉血氧饱和度完全取决于动脉导管的直径。血流进入存在盲端的右心室后可自三尖瓣反流入右心房，或在心肌收缩时通过心肌窦状隙或交通支进入冠状动脉循环。在出生后，动脉导管收缩或功能性关闭将引起肺血流量进一步减少，加重低氧血症和代谢性酸中毒，甚至死亡；而心房水平右向左分流不足（仅为卵圆孔未闭），右心房高压可导致体循环瘀血和低心排血量。对于右心室依赖型冠状动脉循环的患儿，一旦右心室压力因流出道梗阻解除而降低时，可能引发冠状动脉灌注不足，进而导致严重心肌缺血甚至死亡。

（四）临床表现

出生后随着动脉导管的逐渐闭合，发绀和气促进行性加重，同时生长发育障碍，常有活动后心悸气促，蹲踞少见。如有主-肺动脉大侧支血管形成，则发绀较轻而易患呼吸道感染，甚至充血性心力衰竭。三尖瓣关闭不全时可伴有右侧心力衰竭的表现。听诊可闻及动脉导管的杂音及三尖瓣反流的收缩期杂音，杂音强度与动脉导管的血流和三尖瓣反流的大小有关。

（五）辅助检查

（1）胸部 X 线

胸部 X 线显示无明显三尖瓣反流时心影大小正常，如有三尖瓣重度关闭不全时，则心影呈进行性增大。双侧肺血不同程度减少，肺动脉段平直或凹陷，主动脉结增宽。

（2）心电图

心电图可显示右心房扩大，P 波高尖，右心室发育不良，左心室电势占优。

（3）超声心动图

超声心动图可显示右心室流出道缺如，主肺动脉与漏斗部分离，此为首要诊断特征。其不仅能显示肺动脉瓣或漏斗部闭锁以及右心室和三尖瓣的形态学，也能显示右心室腔的组成和大小、室壁厚度，三尖瓣的形态、启闭功能及瓣环大小，未闭动脉导管形态及左心室腔的大小及功能，并可测得房间隔缺损大小及肺动脉干及其分支的发育程度。在某些病例中，超声心动图可提示冠状动脉瘘的存在。

（4）心导管和心血管造影

心导管和心血管造影主要用于确认有无冠状动脉畸形。心血管造影可显示冠状动脉狭窄或闭锁段以及心肌接受唯一右心室来源血供的区域，即依赖右心室的冠状动脉血管。同时其还可显示右心室腔大小、三尖瓣的发育以及右心室漏斗部盲端，亦可显示肺动脉干盲端及左、右肺动脉状况，从而测量漏斗部至肺动脉盲端间的分隔距离，明确是单纯瓣膜闭锁还是同时涉及漏斗部闭锁。

（六）诊断及鉴别诊断

（1）诊断

患儿出生时发育正常，但第 1 天即出现发绀。随着动脉导管的闭合，发绀加重并伴呼吸窘迫，出现难治性代谢性酸中毒，心前区杂音不明显或有连续性杂音。胸部 X 线片显示肺野缺血，心影不大，临床应首先考虑本病。明确诊断主要依靠多普勒超声心动图及心导管和心血管造影。诊断中应明确动脉导管的粗细、左右心室压力、未闭卵圆孔和房间隔缺损大小、三尖瓣瓣环直径及瓣膜形态、开口大小、反流程度、右心室腔容量、右心室三部分的发育情况，以及右心室心肌窦状间隙及其左右冠状动脉交通支部位、冠状动脉分布和有无狭窄等情况。

（2）鉴别诊断

室间隔完整的肺动脉闭锁的鉴别诊断要点包括新生患儿发绀、轻柔的收缩期杂音或连续性杂音、肺纹理减少等。诊断主要与其他发绀型先天性心脏病相鉴别，如重度肺动脉瓣狭窄、TOF、肺动脉闭锁合并室间隔缺损、三尖瓣下移畸形、三尖瓣闭锁、单心室、完全性大动脉转位、永存动脉干等。

（七）治疗

1. 手术适应证

室间隔完整的肺动脉闭锁的诊断本身即为手术指征，但目前尚无得到一致认可的适用于所有病例的治疗策略，个体化的治疗经验相对有限。一期手术的处理原则主要有 3 个基本方式：单独解除右心室流出道梗阻；解除右心室流出道梗阻伴体–肺动脉分流；单独行体–肺动脉分流。一期治疗方案必须平衡手术风险与长期功能结果。一期治疗的基本目标是在最大限度减少死亡的同时，使最终双心室修补的可能性最大化。选择手术方式依据如下。

（1）新生儿阶段

新生儿阶段应立即行体–肺动脉分流术或肺动脉瓣切开术，两者通常需同时进行。

（2）右心室依赖型冠状动脉循环

如果存在右心室依赖型冠状动脉循环，则不宜行右心室流出道成形术或肺动脉瓣切开术，以免右心室压力下降造成心肌坏死，体–肺动脉分流术是唯一的选择。

（3）三尖瓣的发育情况

三尖瓣的大小（以 Z 值表示）与右心室的发育程度接近呈正相关。可将三尖瓣的发育情况推断右心室的发育情况作为选择手术方式的依据之一。①轻度右心室发育不良：三尖瓣的 Z 值在 0 ～ –2。治疗目的是促进右心室发育并进行最低程度的治疗干预。初期治疗包括右心室减压和建立右心室 – 肺动脉连续性，同时房间隔缺损必须保持开放，以保证早期房内右向左减压。其中，约 50% 的患者由于术后低氧而须另行体 – 肺动脉分流术。②中度右心室发育不良：三尖瓣的 Z 值在 –2 ～ –3，具有双心室矫治的可能，宜行右心室流出道重建术伴体 – 肺动脉分流术。此术式保留了右心室发育潜能使后续双心室矫治成为可能。③重度右心室发育不良：三尖瓣的 Z 值小于或等于 –3，宜单独行体 – 肺动脉分流术。三尖瓣的 Z 值在 –3 ～ –4，二期可行一个半心室矫治或一又四分之一心室矫治；三尖瓣的 Z 值小于 –4，单心室修复术则是唯一的选择。

2. 术前准备

第一时间静脉输注前列腺素 E_1 以保持动脉导管开放。纠正代谢性酸中毒，如有灌注不足，则须正性肌力药物支持。对重症的呼吸窘迫患儿，可在镇静、肌松下用低浓度氧进行机械通气。

3. 手术方法

（1）一期手术

术式的选择：右心室腔发育稍差但接近正常，仅为肺动脉瓣膜闭锁，可单行肺动脉瓣切开术；右心室的 3 个部分存在或仅漏斗部消失者，宜在体外循环下行右心室流出道重建术，同时行改良体 – 肺动脉分流术（因右心室顺应性差，单纯行右心室流出道重建术的死亡率高）；右心室的漏斗部和小梁部均不存在，仅能行体 – 肺动脉分流术；对于依赖右心室的冠状动脉异常者，仅能行体 – 肺动脉分流术。

（2）二期手术

目前对室间隔完整的肺动脉闭锁的治疗方法是分二期手术。二期手术的原则是经一期术后如右心室发育良好，则二期行双心室修复术或称解剖矫治术，即关闭未闭卵圆孔或房间隔缺损，解除右心室流出道残余梗阻。手术方式如下：①双心室修复术：姑息术后密切随访超声观察右心室发育和三尖瓣环大小，如发育已明显改善则再行心导管检查。二期双心室修复术的年龄以 12 ～ 18 个月为宜。二期行解剖矫治术的指征有以下五点：一是经一期术后右心室发育不良已转为轻至中度；二是右心室腔发育指数 RVI 大于或等于 11；三是三尖瓣周径（TVC%）和三尖瓣直径（TVD%）已达正常的 95% 以上；四是心房水平从重度转为轻度右向左或双向分流；五是三尖瓣反流从重度转为轻度。②一个半心室修复术：如用球囊导管堵闭房间隔缺损及体－肺分流管后，虽然右心室流出道是通畅的，但患儿不能忍受，且右心房压高于 2.67 kPa（20 mmHg），心排血量明显下降，则可考虑行本术式。手术包括去除体－肺动脉分流、闭合房间隔缺损、保留右心室－肺动脉通道及行双向 Clenn 术。③分期单心室修复术：体－肺动脉分流术后 6 个月行双向 Clenn 术，2 ～ 4 岁行全腔静脉肺动脉连接术。

二、肺动脉闭锁合并室间隔缺损

（一）概述

通常虽将肺动脉闭锁合并室间隔缺损归入 TOF 的最严重型，但它们的治疗和效果却明显不同。这种畸形的基本特征是：肺动脉闭锁，且在右心室和肺循环之间没有直接的管腔连续。这些患者存在固有肺动脉发育不良与闭锁和多发的主－肺动脉侧支血管形成。这种畸形的心内形态和 TOF 非常相似，两者的区别在于右心室和肺动脉之间完全缺乏连续性，且肺动脉血供只能完全依靠心外途径。本病又称假性永存动脉干、法洛四联症合并肺动脉闭锁。本病约占先天性心脏病的2%，部分患儿伴有锥－干－面部综合征。

（二）病理解剖

肺动脉闭锁合并室间隔缺损的病理解剖特征是：肺动脉不同部位发育不良与闭锁，肺实质内的肺动脉分布不均及肺动脉血供来源的无规律性。大型膜周或对位不良型室间隔缺损位于主动脉瓣下，右心室肥厚，主动脉右旋。根据固有肺动脉的发育情况及肺血来源，分为 3 种类型。①Ⅰ型：有固有肺动脉，导管依赖型，无主－肺动脉大侧支血管形成。②Ⅱ型：有固有肺动脉及主－肺动脉大侧支血管形成。③Ⅲ型：无固有肺动脉，主－肺动脉大侧支血管为唯一的肺血来源。

（三）病理生理

肺动脉必须有心外的体动脉支供血方能生存，最常见源自动脉导管和降主动脉，但约有 10% 来自冠状动脉，尤以左冠状动脉为多见。更为复杂的是，体动脉支一根或数根供应一个或几个肺叶（段），由于过度灌注而发生肺动脉高压，其中部分体动脉支与肺动脉连接处有明显狭窄，从而避免发生肺血管梗阻性病变。但供应肺的动脉侧支过于狭窄，则限制了肺血管和肺实质的发育。

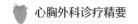

（四）临床表现

发绀的严重程度取决于心外体动脉支供应肺动脉血流的多少，以及肺血管在肺实质内的分布。临床表现类似重症 TOF，嘴唇有发绀、气促、活动受限的表现。少数患儿体动脉分支粗大，与肺动脉连接处无狭窄，则症状上表现为轻度发绀或无发绀。有的甚至出现充血性心力衰竭和肺血管梗阻性病变。

（五）辅助检查

（1）脉搏氧饱和度测定

侧支形成过度和有充血性心力衰竭危险的患儿，静息脉搏氧饱和度通常高于90%。如肺血流不足，则低于 75%。

（2）胸部 X 线

正位心影似靴状，主动脉弓常在右侧。肺血流过量则表现为肺血多，如果发生充血性心力衰竭，心影则相应扩大，反之则表现为肺血少，心影正常或偏小。由于不同肺段的血供过量或不足，因此也会表现出明显的肺灌注区域性差异。

（3）心电图

出生时心电图正常，随年龄增长呈现出右心室的异常肥厚，肺血多时则有双心室肥厚和左心房肥大。

（4）超声心动图

超声心动图能确定心内解剖，明确右心室流出道、肺动脉瓣、肺动脉干及中央共汇是否存在。导管依赖性的瓣膜性或肺动脉干闭锁，其共汇及分支发育良好，可仅依靠超声心动图确诊，但在确定侧支和外周肺动脉解剖方面存在限制。

（5）心导管检查

心导管检查包括：确定主肺动脉侧支的解剖；通过逆行肺静脉楔入血管造影确定固有肺动脉的解剖，可见"海鸥"征；确定肺的 20 个肺段每一段的血供，即肺段是由固有肺动脉的分支供应，还是由侧支血管供应，或是否存在双重血供；确定固有肺动脉与侧支血管是否存在交会及其部位；明确侧支血管与其他纵隔结构（尤其是气管和食管）的解剖关系；根据侧支远端压力评估肺血管病变。

（六）诊断及鉴别诊断

（1）诊断

通过超声心动图、选择性升主动脉造影、逆行肺静脉楔入血管造影，可明确体动脉支的来源、走向、数量及肺动脉各支的分布。如果为单根体动脉支供应肺动脉，应估计其分流量和肺动脉阻力；如果为多根体动脉支供应，则肺血流动力学测定困难，其结果必然影响疗效。

（2）鉴别诊断

严重发绀者需与 TOF、大动脉转位、三尖瓣闭锁、右心室双出口或单心室伴严重的肺动脉狭窄或闭锁及梗阻性完全性肺静脉异位连接相鉴别；发绀不重或肺血过多的心力衰竭者须与室间隔缺损、房室间隔缺损、动脉导管未闭、右心室双出口或单心室而无肺动脉狭窄、永存动脉干及无梗阻的完全性肺静脉异位连接相鉴别。

（七）治疗

1. 药物与介入治疗

（1）前列腺素 E_1

导管依赖性的患儿须输注前列腺素 E_1 来维持导管开放，直到通过其他有效方式获得肺血。

（2）心导管介入治疗

①弹簧圈堵塞具有双重血供肺段的侧支血管。②利用球囊扩张导管扩开多发的外周狭窄或置入支架。

2. 手术治疗

（1）手术适应证

①有固有肺动脉，导管依赖型，无主 – 肺动脉大侧支血管形成（Ⅰ型）。此型患者的心包内肺动脉及其共汇一般发育良好，主肺动脉缺如者在根治时需置入人工管道，而主肺动脉发育良好时可行 REV 或类似于 TOF 根治术中的右心室流出道重建。当 McGoon 比值大于 1.2 或 Nakata 指数大于或等于 150 mm^2/m^2 时可考虑行根治术；当无条件行根治手术时，可考虑右心室流出道重建或体 – 肺动脉分流术。

②有固有肺动脉及主 – 肺动脉大侧支血管形成（Ⅱ型）。此型的外科治疗目前主要有 3 种观点：a. Reddy 等主张一期经正中切口行单源化手术，尽可能多地恢复肺段正常生理功能，并争取同期关闭 VSD；b. dUdekem 和 Brizard 等认为单源化术后的主 – 肺动脉大侧支血管甚至固有肺动脉均会出现不同程度的狭窄，导致远期效果不佳，进而认为主 – 肺动脉大侧支血管不宜融合，而应行右心室流出道重建术或体 – 肺动脉分流术，促进固有肺动脉发育，达到条件后再行根治术；c. 介于两者之间，主 – 肺动脉大侧支血管与固有肺动脉有交通者可将其通过手

术或介入关闭，单独供血的主－肺动脉大侧支血管应行单源化手术。此型患者应通过计算"新的肺动脉指数"（需将侧支直径考虑在计算范围之内）来判断可否行根治术，对不满足根治条件者应行右心室流出道重建术或体－肺动脉分流术和（或）同期单源化手术。

③无固有肺动脉，主－肺动脉大侧支血管为唯一肺血来源（Ⅲ型）。

（2）手术方法

①体－肺动脉分流术。可分为：a.中心分流，有多种方式，如 Waterston 分流术、Potts 分流术、Melhoume 分流术等；b. B-T 分流术，目前多采用改良 B-T 分流术。

②右心室流出道重建术。以管道、补片等方式重建右心室与肺动脉连接，既能作为姑息手术也能作为根治术的一部分，当行姑息手术时，应注意重建后通道应小于正常值，以限制肺血流。姑息手术虽可使这些患者肺动脉指数明显增加，但在根治术时，仍可能需要用自体心包扩大肺动脉分支。

③单源化手术。即将主－肺动脉大侧支血管连接于固有中央肺动脉（Ⅱ型）或人工管道重建的中央肺动脉（Ⅲ型）的一种手术方式。此手术变化较大，没有固定术式。单源化的原则：a.尽可能行自体组织间的吻合，避免使用人工材料；b. 最大限度地广泛游离和延长主－肺动脉大侧支血管以及设计合理的侧支重建路线；c.尽可能在非体外循环下进行大侧支单源化连接，同时将小侧支结扎，随着侧支的结扎，当氧饱和度下降至最低限度时，建立体外循环，体外循环开始前必须控制所有侧支，随后将剩余的主－肺动脉大侧支血管单源化。对于全肺动脉指数高于 200 mm²/m² 者可关闭室缺，而对于低于 200 mm²/m² 者可通过建立肺循环旁路（肺动脉－左心房）测定肺动脉压力以判定可否关闭室缺，即当体外循环流量达到 2.5 L/（min·m²）时，平均肺动脉压力低于 3.33 kPa（25 mmHg），可关闭室间隔缺损，否则开放室间隔缺损。根治术结束必须保持右心室和左心室收缩峰压的比值低于 80%。若比值高于 80% 时，必须在关胸前再次打开室间隔缺损。术后心导管检查可显示右心室流出道重建术或外周肺动脉树的梗阻部位，以便通过进一步手术加以改善，或者更常见的是直接使用导管介入技术加以矫正。

第四节　动脉导管未闭

动脉导管未闭是一种常见的先天性心血管畸形，在先天性心脏病的发病率中其相对构成比为 5% ～ 20%。动脉导管是连接肺动脉和降主动脉的血管管道，胎儿期肺尚无呼吸作用，故大部分血液不会进入肺内，由肺动脉经动脉导管转入主动脉。其主要功能是将含有氧气和养料的右心室血转运至主动脉，以满足胎儿代谢的需要。胎儿出生后随肺部呼吸功能的发展和肺血管的扩张，动脉导管失去作用而逐渐闭塞。胎儿出生后若导管依然开放，即为动脉导管未闭。动脉导管未闭女性发病多于男性，两者发病率之比约为2∶1，且多见于儿童和青年。妊娠初期感染病毒的母亲，其子女易患肺动脉口狭窄和动脉导管未闭；柯萨奇B病毒感染的孕妇易产下动脉导管未闭或心室间隔缺损的婴儿；早产尤其体重低于2500 g的婴儿患动脉导管未闭和心室间隔缺损的较多，与没有足够的发育时间有关；高原地区氧分压低，患动脉导管未闭和心房间隔缺损的婴儿较多。

一、病理解剖

一般动脉导管未闭位于降主动脉近端距左锁骨下动脉起始部2～10 mm处，与肺总动脉干左肺动脉根部相通。其上缘与降主动脉交接呈40°，下缘则交接呈110°～160°。导管的长度一般为5～10 mm，直径则由数毫米至2 cm。其主动脉端开口往往大于肺动脉端开口。其形状各异，大致可分为5种类型。①管形：外形如圆管或圆柱，最为常见。②漏斗形：导管的主动脉侧往往粗大，而肺动脉侧则较狭细，因而呈漏斗状，也较多见。③窗形：管腔较粗大但缺乏长度，类似主肺动脉吻合口，较少见。④哑铃形：导管中段细，主、肺动脉两侧扩大，外形像哑铃，很少见。⑤动脉瘤形：导管本身呈瘤状膨大，壁薄而脆，张力高，容易破裂，极少见。持续性未闭动脉导管，在组织学既与两侧的大动脉不同，亦与胎儿期的动脉导管有所不同。其内膜相对较厚，有一未断裂弹力纤维层，与中层分隔。在中层黏性物质中平滑肌呈螺旋形排列，其间尚有不等量弹性物质，形成薄层，因而其管壁接近主动脉口。此外成年人的未闭动脉导管，尤其在主动脉端开口附近和近端肺动脉可有粥样硬化病变，甚至钙化斑块。长期的血流冲击，加上腔内压力增高可使导管扩大，管壁变薄，形成动脉瘤。

二、病理生理

（一）左向右分流

在无并发症的动脉导管未闭中，由于主动脉压力不论在收缩期或舒张期总比肺动脉高，因此会产生连续的肺动脉水平的自左向右分流，临床上产生连续性杂音，肺充血。分流量的多少取决于主动脉与肺动脉之间的压力阶差大小、动脉导管的粗细以及肺血管阻力的大小。

（二）左心室肥大

由于未闭动脉导管的自左向右分流使肺血流量增加，因而左心房的回血就相应增加，左心室的容量负荷增加，加之左向右分流使体循环血流量减少，左心室代偿性地增加做功，从而导致左心室扩大、肥厚，甚至出现衰竭。

（三）右心室肥大

未闭的动脉导管较粗时，分流至肺动脉血量大者可引起肺动脉压增高，最后导致右心室肥厚、扩张，甚至衰竭。

（四）双向分流或右向左分流

随着病程的发展，肺动脉压力不断增加，当接近或超过主动脉压力时，即产生双向分流或右、向左分流，转变为艾森曼格综合征，临床上出现差异性发绀。

（五）周围动脉舒张压下降、脉压增宽

这是由于在心脏舒张期，主动脉的血液仍分流入肺动脉，体循环血流量减少所致的。

三、临床表现

（一）症状

动脉导管未闭导管细、分流量少者，可无症状，常在体检时发现心脏杂音；中等大小的动脉导管未闭，分流量随着出生后数月肺血管阻力下降显著增加，易有感冒或呼吸道感染，发育不良；动脉导管未闭导管粗、分流量大的患儿可在出生后数周发生左侧心力衰竭伴呼吸急促、心动过速和喂养困难。

（二）体格检查

在胸骨左缘第2肋间闻及响亮粗糙的连续性机器样杂音，向左锁骨下窝或颈部传导，局部可扪及震颤；肺动脉明显高压者则仅可闻及收缩期杂音，肺动脉瓣区第二心音亢进。分流量较大者，心尖部还可闻及柔和的舒张期杂音。周围血管体征有脉压增宽、洪大，颈部血管搏动增强，四肢动脉可扪及水冲脉和闻及枪击音等体征，但随肺动脉压升高，分流量下降而不显著，甚至消失。

四、辅助检查

（一）心电图

心电图可见导管细小分流量小者正常或电轴左偏。分流量较大者显示左心室高电压或左心室肥大，且有左心室肥大或左、右心室肥大的改变，部分有左心房肥大。心力衰竭者，多伴心肌劳损。

（二）胸部 X 线检查

胸部 X 线检查可见心影正常或左心房、左心室增大，肺动脉段突出，肺野充血，肺门血管影增粗，搏动增强，可有肺门"舞蹈"。近 50% 患者可见主动脉在动脉导管附着处呈局部漏斗状凸起，称为漏斗征。有肺动脉高压时，右心室亦增大，主动脉弓增大，这一特征与室间隔缺损和房间隔缺损不同，有鉴别意义。

（三）超声心动图

超声心动图可见左心房和左心室内径增宽、主动脉内径增宽，左心房内径 / 主动脉根部内径大于 1.2。多普勒彩色血流显像可见分流的部位、方向、估测分流量大小及缺损的位置，扇形切面显示导管的位置及粗细。

（四）右心导管检查

一般不需心导管检查。右心导管可发现肺动脉血氧含量高于右心室。右心室及肺动脉压力正常或有不同程度的升高。部分患者的导管从未闭的动脉导管由肺动脉进入降主动脉。

（五）选择性心血管造影

选择性主动脉造影可见主动脉弓显影，同时肺动脉也显影，有时还可显示未闭的动脉导管和动脉导管附着处的主动脉局部漏斗状膨出，有时也可见近段的升主动脉和主动脉弓扩张而远端的主动脉管径较细。

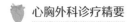

五、诊断及鉴别诊断

（一）诊断

根据典型的杂音、X线检查、心电图和超声心动图检查，可以相当准确地诊断本病。

（二）鉴别诊断

（1）主 – 肺动脉间隔缺损

本病表现为连续性很响的机器声样杂音，位置较低（低 – 肋间）且向右传导。超声心动图可见肺总动脉主动脉增宽，其间隔有缺损。右心导管检查时心导管由肺动脉进入主动脉的升部，逆行升主动脉造影见升主动脉与肺总动脉同时显影。如发生肺动脉显著高压出现右至左分流而有发绀，其上、下肢动脉的血氧含量相等，这点与动脉导管未闭也不相同，可鉴别。

（2）主动脉窦瘤破入心腔

此病杂音虽同动脉导管未闭相似，但患者多有突然发病的病史，如突然心悸、胸痛、胸闷或胸部不适、感觉左胸出现震颤等，随后有右侧心力衰竭的表现。

（3）室间隔缺损伴有主动脉瓣反流

本病杂音多缺乏典型的连续性，心电图和X线检查显示明显的左心室肥大，超声心动图和右心导管检查可协助鉴别。

六、治疗

（一）内科治疗

内科治疗主要是对并发症进行处理，如肺炎、心力衰竭及细菌性心内膜炎等。新生儿动脉导管未闭，可试用吲哚美辛（消炎痛）等非甾体类抗炎药治疗，以促进导管闭合。如不能奏效，即须行动脉导管未闭手术。

（二）外科治疗

宜在学龄前选择手术结扎或切断导管。分流量大、症状重者可于任何年龄手术。成年以后动脉逐渐硬化脆弱，动脉导管未闭手术危险性增大。即使肺动脉压力升高，只要仍由左向右分流，就可施行手术，以防发展成为逆向分流，失去手术机会。并发细菌性心内膜炎者，最好在抗生素控制感染 2 个月后施行动脉导管未闭手术。气管插管麻醉，取患者右侧卧位，行后外侧开胸切口，经第 4 肋间进胸。在肺动脉干扪及震颤即可证实诊断。于迷走神经后方或膈神经之间切开纵隔胸膜，充分显露降主动脉上段和未闭动脉导管的前壁，再将未闭动脉导管上、下缘和背侧的疏松组织分离。如未闭动脉导管粗短，最好先游离与未闭动脉导管相连的降主动脉。注意保护喉返神经。

（1）结扎法

结扎法适用于婴幼儿导管细长者，在未闭导管的主和肺动脉端分别用粗丝线结扎。肺动脉压较高，导管较粗大者必须在控制性降压下结扎，以免撕裂管壁出血，或未能将管腔完全闭合。亦可先在未闭动脉导管外衬垫涤纶片，再行结扎。

（2）切断法

切断法适用于导管粗短的患者。用无创伤钳分别钳夹未闭导管的主、肺动脉侧，边切边缝合两切端。成年肺动脉明显高压病例，尤其疑有动脉壁钙化者，最好在胸骨正中切口行切断法，在低温体外循环下阻断心脏血循环，经肺动脉切口封闭动脉导管内口，较为安全。

（3）电视胸腔镜钳闭导管术

此法适用于新生患儿。对于一些特殊病例，例如：合并其他先天畸形需同期手术；合并肺动脉高压，尤其是成年人；亚急性心内膜炎或主动脉弓部降部钙化；窗形动脉导管未闭；合并高血压者；结扎后再通者；堵塞后栓子脱入肺循环等，可选择在体外循环支持下完成。

（三）介入性治疗

用非手术法，经导管送入微型弹簧伞或蘑菇伞堵住动脉导管。近年来有研究人员经皮穿刺股动脉和股静脉，分别插入导管至降主动脉上端和肺动脉，再引入细条钢丝。然后将一塑料塞子塞入股动脉或股静脉，由心导管顶端沿钢丝顶入未闭动脉导管将其堵塞。这种不剖胸堵塞法对细小导管的闭合有很高的成功率。

第五章　心脏瓣膜病诊疗

第一节　三尖瓣疾病

后天性三尖瓣病变并不常见，包括功能性和器质性两种。功能性三尖瓣病变多为关闭不全，是由于左侧瓣膜病变导致肺动脉高压、右心室扩张和三尖瓣环扩大所致。二尖瓣病变所引起的功能性三尖瓣关闭不全比主动脉瓣病变更为常见。器质性三尖瓣病变又可分为三尖瓣狭窄和三尖瓣关闭不全，最常见的原因是风湿热，常与二尖瓣或主动脉瓣病变同时存在，单纯累及三尖瓣而左侧瓣膜未受影响的情况很罕见。除风湿性三尖瓣病变外，其他器质性三尖瓣病变还包括创伤性瓣膜损伤、类癌综合征、右心房肿瘤等。感染性心内膜炎也成为导致器质性三尖瓣病变的常见原因。

一、病理解剖和病理生理

（1）三尖瓣狭窄

三尖瓣狭窄主要是由于风湿性病变所致，偶也见于类癌综合征、心内膜纤维化和红斑狼疮，有时也见于右心房肿瘤。病理改变主要是瓣膜交接粘连，瓣膜增厚，使瓣口呈圆形或卵圆形，多同时伴有关闭不全，但很少出现瓣膜钙化。瓣下结构的改变一般比风湿性二尖瓣病变为轻。三尖瓣狭窄形成后，血流从右心房到右心室回流受阻，导致右心房扩大、压力增高，同时腔静脉回流受阻、静脉压升高，出现颈静脉怒张、肝大、腹腔积液等。

（2）三尖瓣关闭不全

功能性三尖瓣关闭不全多伴有左侧瓣膜病变。器质性关闭不全多是由于外伤、心内膜炎或风湿性病变所致。外伤性三尖瓣关闭不全较罕见，多为胸部钝性伤所致，导致腱索或乳头肌断裂、瓣膜穿孔。乳头肌断裂导致急性三尖瓣关闭不全，病情发展较快，应尽早手术。腱索断裂或瓣膜穿孔所致三尖瓣关闭不全较轻，是否手术取决于患者的症状和体征。心内膜炎的发病率有增加的趋势，多见于吸毒者。炎症导致瓣膜穿孔，或赘生物影响瓣膜关闭。风湿性三尖瓣关闭不全多与左侧瓣膜病变同时存在，瓣膜可见增厚，瓣膜钙化少见，瓣下结构的改变也比较轻。由于三尖瓣关闭不全，因此收缩期右心室血流反流到右心房，导致右心房扩张，压力增高，颈静脉回流受阻，同时右心室负荷增加，导致右心室增厚和扩张。

二、临床表现和诊断

（1）三尖瓣狭窄

三尖瓣狭窄的临床表现主要是由于静脉回流受阻，导致胃肠道瘀血引起的如食欲不振、无力、活动后气急及外周水肿。水肿多见于房颤的患者，而窦性心律者则较少出现。严重者伴有肝大和腹腔积液。体格检查可见颈静脉怒张、肝大、腹腔积液。心脏检查在胸骨左缘第4、第5肋间或剑突下方可闻及舒张期滚筒样杂音，深吸气时更加明显。偶尔可闻及三尖瓣开放拍击音，但很难与二尖瓣开放拍击音相鉴别。三尖瓣狭窄的心电图表现无特异性。约有1/3患者伴有房颤，右心房明显增大者P波高尖。胸部X线表现为右心房增大，肺动脉不增宽，肺野清晰。

超声心动图和彩色多普勒血流显像技术是目前诊断的主要方法，二维超声心动图可见瓣膜增厚、舒张期活动幅度减小等。彩色多普勒血流显像可用于测量瓣口大小。

（2）三尖瓣关闭不全

功能性三尖瓣关闭不全的主要临床表现与左侧瓣膜病变的程度有关，轻度患者不易察觉，较严重患者可出现活动后气急，甚至端坐呼吸困难。器质性三尖瓣关闭不全根据不同病因临床表现各异，外伤性和感染性病变者发病较急，风湿性病变者病程则较长。体检发现可见颈静脉怒张和搏动增强，90%以上的患者出现肝大，严重者出现腹腔积液。只有20%的患者在胸骨左缘第4、第5肋间或剑突下才可闻及收缩期吹风样杂音，吸气末增强。心电图所见为非特异性，多数患者伴有房颤，窦性心律者可见P波高尖。胸部X线检查多可发现右心房增大，少数患者伴有肺动脉增宽。其他X线改变取决于左侧瓣膜病变的情况。

二维超声心动图和彩色多普勒血流显像是三尖瓣关闭不全的主要诊断方法，可以发现瓣膜是否增厚以及在收缩期的对合情况，并能估测瓣膜的反流程度，根据三尖瓣反流估测肺动脉压力。

三、治疗

（一）手术适应证

除了少数单纯三尖瓣病变外，所有具有手术指征的三尖瓣病变均与左心瓣膜功能不全有关。因为三尖瓣病变（包括功能性和器质性）通常发生在左心瓣膜病变的晚期，所以手术效果也应该和主动脉瓣和（或）二尖瓣的治疗效果一起评价。需要行三尖瓣修复或替换术的患者心功能多为Ⅲ～Ⅳ级。三尖瓣关闭不全均伴有不同程度的瓣环扩张，瓣环扩张主要发生在右心室游离壁。在三尖瓣环扩张中后瓣宽度增加80%，前瓣增加40%，而隔瓣很少增加。

（二）手术方法

（1）三尖瓣交界切开术

三尖瓣狭窄患者多同时伴有关闭不全，多数患者瓣膜仍然柔软有弹性，很少有钙化，瓣下结构也无明显改变。瓣膜切开部位为前瓣与隔瓣的交界，和后瓣与隔瓣的交界，一般不应切开前瓣与后瓣的交界。两个交界切开后使得三尖瓣呈两叶式，通过右心室注水法观察有无反流，残余反流可缝1～2针修补。

（2）三尖瓣修复术

三尖瓣关闭不全的修复术有以下三种：三尖瓣瓣环折叠术、人工瓣环修复术和三尖瓣瓣环成形术。其目的都是缩小扩大的瓣环，同时维护瓣膜的长度和功能，而不损伤传导束。

①三尖瓣瓣环折叠术：基本方法是将后瓣缝闭，使三尖瓣变成二叶式结构，同时将扩大的瓣环缝合在后瓣上。该方法的优点是在后瓣处缝合可避免损伤传导束，临床报道效果不错。缺点是该方法只缝缩后瓣及邻近的瓣环，而对右心室游离壁处扩大的瓣环未能达到缩小作用，因而该方法对纠治后瓣处明显扩张的三尖瓣反流效果较好。

②人工瓣环修复术：基于对三尖瓣关闭不全病理改变的深入研究及部分患者行瓣环折叠术效果不佳的考虑，可采用硬质人工瓣环行三尖瓣修复术。人工瓣环修复术能够均匀地缩小整个瓣环，长期随访效果满意。随着技术发展，人工瓣环得以改进，研究发现，软质瓣环并在前瓣和隔瓣的交界处留一缺口，可以减少缝线的张力，同时减少传导束的损伤。

③三尖瓣瓣环成形术：这种方法的优点在于简化操作、避免使用人工材料、维持瓣环的柔软性，而不会损伤传导束。方法是用带垫片缝线沿前瓣和后瓣的瓣环处做两排平行缝线，在隔瓣处应缝在瓣膜根部，做结后可缩小瓣环，必须注意不要将瓣环缩得太小，以免出现狭窄。长期随访发现使用该手术的部分患者可能重新出现三尖瓣反流，因而只适用于轻、中度关闭不全者。

（3）三尖瓣替换术

严重的三尖瓣器质性病变需要行三尖瓣替换术。对于成年人，在三尖瓣位置常使用生物瓣，这是由于右心血流缓慢，机械瓣容易出现血栓形成栓塞等并发症，猪主动脉瓣和牛心包瓣应成为首选。对于儿童患者，生物瓣容易出现钙化，而需要再次手术，有时则选用机械瓣。目前可用的机械瓣有多种，以双叶瓣为首选。在进行三尖瓣替换术时，特别应注意三尖瓣隔瓣希氏束附近的缝合，缝线应放置在三尖瓣隔瓣的根部，而不是瓣环上，其他部位缝线则放在瓣环上，以增加牢固度。也有案例将缝线置于三尖瓣的心房面，将冠状静脉窦隔到右心室，这样也可避免损伤传导束。

第二节 风湿性心脏瓣膜病

一、二尖瓣狭窄

（一）病理生理

正常二尖瓣质地柔软，瓣口面积为 $4 \sim 6 \, cm^2$。当瓣口面积减小为 $1.5 \sim 2 \, cm^2$ 时为轻度狭窄；瓣口面积减小为 $1 \sim 1.5 \, cm^2$ 时为中度狭窄；瓣口面积小于 $1 \, cm^2$ 时为重度狭窄。二尖瓣狭窄后的主要病理生理改变是舒张期血流由左心房流入左心室时受限，使得左心房压力异常增高，左心房与左心室之间的压力阶差增加，以保持正常的心排血量。左心房压力的升高可引起肺静脉和肺毛细血管压力的升高，继而引起扩张和瘀血。此时患者休息时虽无明显症状，但在体力活动时，因血流增快，肺静脉和肺毛细血管压力进一步升高，即可出现呼吸困难、咳嗽、发绀，甚至急性肺水肿。肺循环血容量长期超负荷，可导致肺动脉压力上升。长期肺动脉高压，会使肺小动脉痉挛而硬化，并引起右心室肥厚和扩张，继而可引发右心室衰竭。此时肺动脉压力有所降低，肺循环血流量有所减少，肺瘀血得到一定的缓解。

单纯二尖瓣狭窄时，左心室舒张末期压力和容积正常。多数二尖瓣狭窄患者运动时左心室射血分数升高，收缩末期容积减低。约有 1/4 的二尖瓣狭窄严重者出现左心室功能障碍，表现为射血分数和其他收缩功能指数的降低，这可能是慢性前负荷减小的结果。多数二尖瓣狭窄的患者静息心排血量在正常范围，运动时心排血量的增加低于正常值；少数严重狭窄患者静息心排血量低于正常值，运动时血量不增加反而降低，其主要原因除了二尖瓣狭窄外，还有左、右心室功能均已受损。此外，由于心房扩大，因此难以维持正常的心电活动，故常发颤动。心室率快的快速心房颤动可使肺毛细血管压力上升，易加重肺瘀血或诱发肺水肿。随后出现瓣膜交界处和基底部炎症水肿和赘生物形成，由于纤维化和（或）钙质沉着，因此瓣叶广泛增厚、粘连，腱索融合、缩短，使瓣叶变得僵硬，导致瓣口变形和狭窄，狭窄显著时会形成一个裂隙样孔。按病变程度分为隔膜型和漏斗型。隔膜型主瓣体无病变或病变较轻，瓣膜活动尚可；漏斗型瓣叶明显增厚和纤维化，腱索和乳头肌明显粘连和缩短，整个瓣膜变硬呈漏斗状，瓣膜活动明显受限。常伴有不同程度的关闭不全。瓣叶钙化进一步加重狭窄，并可引起血栓形成和栓塞。先天性的二尖瓣狭窄，其瓣叶增厚、交界融合、腱索增厚或缩短、乳头肌肥厚或纤维化，瓣上可有狭窄环、瓣下可有纤维带。最具特征性的是只有一个乳头肌的二尖瓣降落伞状畸形，两个瓣叶的腱索都连接在此乳头肌上，整个瓣膜形如"降落伞"。

（二）临床表现

（1）症状

由于二尖瓣狭窄进展缓慢，虽然患者在很长时间可能没有临床症状，但是随着病情的进展，最终出现与肺瘀血和低心排血量相关的典型的二尖瓣狭窄症状。最早出现的症状为夜间阵发性呼吸困难，重时端坐也呼吸困难。呼吸困难可因左心房压力升高而引起，诱发因素有活动、紧张或房颤等。轻度的二尖瓣狭窄患者在重体力活动时才会出现呼吸困难，随着瓣膜病变加重（瓣口面积 $1 \sim 2 \ cm^2$），轻度活动即有呼吸困难发作。合并严重肺动脉高压和右侧心力衰竭时，患者可出现三尖瓣关闭不全、水肿和腹水等相关症状。在疾病的早期，左心房压力升高和肺容量增多可以引起支气管动脉（或黏膜下曲张静脉）破裂发生咯血。随后由于肺血管阻力升高，咯血症状暂时消失。疾病后期，由于慢性心功能衰竭并发肺梗死也会发生咯血。急性肺水肿可出现粉红色泡沫痰。约 20% 患者的二尖瓣狭窄的首发症状是体循环栓塞，单纯二尖瓣狭窄或者伴有关闭不全的患者的血栓发生率大于单纯二尖瓣关闭不全的患者，其中脑血栓约占 40%。导致血栓发生的危险因素包括低心排血量、左心房扩大、房颤、左心房血栓以及心脏超声发现的血流缓慢出现的"烟雾"现象等。

（2）体征

二尖瓣面容，口唇轻度发绀。心前区隆起，心尖部可触及舒张期细震颤，心界于第 3 肋间向左扩大，心尖部第一心音亢进，呈拍击性，在胸骨左缘第 3、第 4 肋间至心尖内上方可闻及开瓣音，若瓣叶失去弹性则亢进的第一心音及开瓣音可消失；心尖都可闻及舒张中、晚期隆隆样杂音，呈递增性，以左侧卧位、呼吸末及活动后杂音更明显；肺动脉瓣第二心音亢进伴分裂；在肺动脉瓣区胸骨左缘第2、第3肋间闻及短促的舒张早期泼水样杂音，深吸气时格斯杂音增强。

（三）辅助检查

X线检查显示肺动脉干突出、左心房增大、右心室增大、左主支气管上抬以及食管可见左心房压迹。肺上部血管影增多、增粗，肋膈角可见克利B线。ECG显示：P波增宽大于 0.11 s，有切迹，反映右心室肥大；后期可有房颤。超声心动图是诊断二尖瓣病变和评价病理生理改变的首选无创检查方法，二维超声心动图可以准确测量二尖瓣瓣口面积和房室腔的大小，胸骨旁长轴切面是最佳的诊断切面，可以观察到舒张期瓣叶运动受限以及瓣膜和瓣下结构增厚或者钙化。M型超声可以发现瓣叶增厚、瓣叶活动受限和舒张期瓣口开放时前后瓣叶呈同向运动；多普勒超声显示二尖瓣下舒张期湍流频谱。

（四）并发症

（1）心律失常

以房性心律失常最多见，先出现房性期前收缩，随后出现房性心动过速、心房扑动、阵发性心房颤动直至持久性心房颤动。左心房压力增高导致的左心房扩大，以及风湿炎症引起的左心房壁纤维化是心房颤动持续存在的病理基础。心房颤动降低心排血量，可诱发或加重心力衰竭。出现心房颤动后，心尖区舒张期隆隆杂音在收缩期前增强的情况可消失，快速心房颤动时心尖区舒张期隆隆杂音可减轻或消失，心率减慢时又明显出现。

（2）充血性心力衰竭和急性肺水肿

50%～75%的二尖瓣狭窄患者会发生充血性心力衰竭，这是二尖瓣狭窄的主要死亡原因。呼吸道感染是心力衰竭的常见诱因，在女性患者中妊娠和分娩亦常诱发心力衰竭。急性肺水肿是重度二尖瓣狭窄的急重并发症，多发生于剧烈体力活动、情绪激动、感染、突发心动过速或快速心房颤动时，在妊娠和分娩时更易诱发。

（3）栓塞

以脑栓塞最常见，亦可发生于四肢、肠、肾和脾等脏器，栓子多来自扩大的左心耳伴心房颤动者。右心房来源的栓子可造成肺栓塞或肺梗死。

（4）肺部感染

本病患者常有肺静脉压力增高及肺瘀血，易合并肺部感染。出现肺部感染后往往会加重或诱发心力衰竭。亚急性感染性心内膜炎较少见。

（五）诊断及鉴别诊断

发现心尖区隆隆样舒张期杂音并伴有左心房扩大，即可考虑二尖瓣狭窄，超声心动图检查可明确诊断。临床上二尖瓣狭窄应与下列情况的心尖区舒张期杂音相鉴别。

（1）急性风湿性心肌炎

心尖区有高调、柔和的舒张早期杂音，每日变化较大，风湿活动控制后，杂音可消失。这是由心室扩大、二尖瓣相对狭窄所致，即舒张中期杂音。

（2）"功能性"二尖瓣狭窄

见于各种原因所致的左心室扩大，二尖瓣口流量增大，或二尖瓣在心室舒张期受主动脉反流血液的冲击等情况，如大量左至右分流的动脉导管未闭、心室间隔缺损、主动脉瓣关闭不全等。此杂音历时较短，无开瓣音，性质较柔和，吸入亚硝酸异戊酯后杂音减低，应用升压药后杂音又会加强。

（3）左心房黏液瘤

为心脏原发性肿瘤中最常见者。临床症状和体征虽与二尖瓣狭窄相似，但呈间歇性，随体位而变更，一般无开瓣音却能闻及肿瘤扑落音，心房颤动少见而易有反复的周围动脉栓塞现象。超声心动图表现为二尖瓣收缩期和舒张期均可见一团云雾状回声波。心导管检查显示左心房压力明显升高，选择性造影显示左心房内充盈缺损。后者目前已少用，因有促使瘤栓脱落的可能。

（4）三尖瓣狭窄

胸骨左缘下端闻及低调的隆隆样舒张期杂音，吸气时因回心血量增加可使杂音增强，呼气时杂音减弱。窦性节律时颈静脉 a 波增大。二尖瓣狭窄舒张期杂音位于心尖区，吸气时无变化或减弱。超声心动图可明确诊断。

（5）原发性肺动脉高压

多发生于女性患者，无心尖区舒张期杂音和开瓣音，左心房不扩大，肺动脉楔压和左心房压力正常。

（六）治疗

1.代偿期治疗

避免过度的体力劳动及剧烈运动，保护心功能。对风湿性心脏病患者应积极预防链球菌感染与风湿活动以及感染性心内膜炎。

2.失代偿期治疗

出现临床症状者，宜口服利尿药并限制钠盐摄入。右侧心力衰竭明显或出现快速心房颤动时，用洋地黄类制剂可缓解症状，控制心室率。出现持续性心房颤动1年以内者，应考虑药物或电复律治疗；对长期心力衰竭伴心房颤动者可采用抗凝血治疗，预防血栓形成和动脉栓塞的发生。

3.手术方法

治疗的关键是解除二尖瓣狭窄，降低跨瓣压力阶差。常采用的手术方法有以下几种。

（1）经皮穿刺二尖瓣球囊分离术

这是一种介入性心导管治疗技术，其适应证为单纯二尖瓣狭窄。此方法能使二尖瓣瓣口面积扩大至2 cm² 以上，明显降低二尖瓣跨瓣压力阶差和左心房压力，提高心脏指数，有效地改善临床症状。经皮穿刺二尖瓣球囊分离术不损害瓣下结构，操作熟练者，亦可避免并发症的发生，并且不必开胸，较为安全，患者损伤小，康复快，近期疗效获肯定。

（2）二尖瓣分离术

有闭式和直视式两种。闭式多采用经左心室进入使用扩张器方法，对隔膜型疗效最好。手术指征为患者年龄不超过55岁，心功能在Ⅱ～Ⅲ级，近半年内无风湿活动或感染性心内膜炎，术前检查心房内无血栓，不伴有或仅有轻度二尖瓣关闭不全或主动脉瓣病变且左心室不大，合并妊娠而需手术者宜在孕期6个月以内进行。对中度或重度二尖瓣关闭不全、疑有心房内血栓形成、瓣膜重度钙化或腱索明显融合缩短的患者，应行直视式分离术。

（3）人工瓣膜替换术

手术指征为心功能在Ⅲ～Ⅳ级，伴有明显二尖瓣关闭不全和（或）主动脉瓣病变且左心室增大；瓣膜严重钙化以致不能分离修补。常用人工瓣膜有机械瓣或生物瓣。机械瓣经久耐用，不致钙化或感染，但须终身进行抗凝血治疗，伴有溃疡病或出血性疾病者忌用；生物瓣不需抗凝血治疗，但可因感染性心内膜炎或数年后瓣膜钙化或机械性损伤而失效。

二、二尖瓣关闭不全

（一）概述

二尖瓣包括4个部分，即瓣叶、瓣环、腱索和乳头肌，其中任何一个发生结构异常或功能失调，均可导致二尖瓣关闭不全。因二尖瓣关闭不全行手术治疗最常见的病因是黏液退行性变，也称二尖瓣脱垂，占发病率的 29%～70%。风湿性心脏瓣膜病引起一部分瓣膜狭窄而另一部分关闭不全的原因至今尚不清楚。外伤也可能引起二尖瓣腱索断裂，导致二尖瓣关闭不全。二尖瓣单纯关闭不全与狭窄的病理改变不同，表现为瓣膜弥漫性纤维增生，伴少许钙化，交界多无融合改变，瓣下腱索常无明显增粗和融合，可伴腱索缩短，乳头肌浸润性改变和瓣环后正中不对称性扩大。

（二）病理生理

二尖瓣关闭不全的主要病理生理改变是二尖瓣反流使得左心房负荷和左心室舒张期负荷加重。左心室收缩时，血流由左心室注入主动脉和阻力较小的左心房，流入左心房的反流量可达左心室排血量的 50% 以上。左心房除接受肺静脉回流的血液外，还接受左心室反流的血液，因此左心房压力的升高可引起肺静脉和肺毛细血管压力的升高，继而导致扩张和瘀血。同时左心室舒张期容量负荷增加，左心室扩大。慢性者早期通过代偿，心搏量和射血分数增加，左心室舒张末期容量和压力可不增加，此时可无明显临床症状；失代偿时，心搏量和射血分数下降，左心室舒张期末容量和压力明显增加，临床上出现肺瘀血和体循环灌注低下等左侧心力衰竭的表现。晚期可出现肺动脉高压和全心衰竭。

急性二尖瓣关闭不全时，左心房突然增加大量反流的血液，可使左心房和肺静脉压力急剧上升，引起急性肺水肿。

在慢性发病者中，由于风湿热造成的瓣叶损害者最多见，占全部二尖瓣关闭不全患者发病率的 1/3，且多见于男性。病理变化主要是炎症和纤维化使瓣叶变硬、缩短、变形，粘连融合，腱索融合、缩短，约有 50% 患者合并二尖瓣狭窄。二尖瓣关闭不全还可见于：①冠状动脉粥样硬化性心脏病（冠心病）。心肌梗死后以及慢性心肌缺血累及乳头肌及其邻近室壁心肌，引起乳头肌纤维化伴功能障碍。②先天性畸形。二尖瓣裂缺，最常见于心内膜垫缺损或纠正型心脏转位、心内膜弹力纤维增生症、降落伞型二尖瓣畸形。③二尖瓣环钙化。为特发性退行性病变，多见于老年女性患者。此外，高血压病、马方综合征、慢性肾衰竭和继发性甲状腺功能亢进的患者，亦易发生二尖瓣环钙化。④左心室扩大。任何病因引起的明显左心室扩大，均可使二尖瓣环扩张和乳头肌侧移，影响瓣叶的闭合，从而导致二尖瓣关闭不全。⑤二尖瓣脱垂综合征。各种原因使得二尖瓣瓣叶在心脏收缩时向左心房脱垂，引起二尖瓣关闭不全所导致的一组临床表现。

⑥其他少见病因。结缔组织病如系统性红斑狼疮、类风湿关节炎等，还有肥厚性梗阻型心肌病、强直性脊椎炎。

急性二尖瓣关闭不全多由外伤后腱索断裂、瓣膜毁损或破裂、乳头肌坏死或断裂以及人工瓣膜替换术后开裂引起。可见于感染性心内膜炎、急性心肌梗死、穿通性或闭合性胸外伤及自发性腱索断裂。

（三）临床表现

1. 症状

通常情况下，从初次风湿性心肌炎，到出现明显二尖瓣关闭不全的症状可长达 20 年。一旦发生心力衰竭，则进展迅速。轻度二尖瓣关闭不全者可无明显症状或仅有轻度不适感；严重二尖瓣关闭不全的常见症状有劳力性呼吸困难、疲乏、端坐呼吸等，活动耐力显著下降，咯血和栓塞较少见；晚期右心衰竭时可出现肝瘀血增大，有触痛，踝部水肿，胸腔积液或腹水等。急性者可很快发生急性左侧心力衰竭或肺水肿。

2. 体征

（1）心脏听诊

心尖区会在收缩期吹风样杂音，响度在Ⅲ级以上，多向左腋下传播，吸气时减弱，反流量小时音调高，瓣膜增厚者杂音粗糙。以前叶损害为主时，杂音向左腋下或左肩胛下传导；以后叶损害为主者，杂音向心底部传导。可伴有收缩期震颤。心尖区第一心音减弱，或被杂音掩盖。由于左心室射血期缩短，主动脉瓣关闭提前，导致第二心音分裂。严重二尖瓣关闭不全者可出现低调的第三心音。虽闻及二尖瓣开瓣音提示合并二尖瓣狭窄，但不能排除二尖瓣关闭不全。严重的二尖瓣关闭不全患者，由于舒张期大量血液通过，导致相对性二尖瓣狭窄，故心尖区可闻及低沉、短促的舒张中期杂音。肺动脉高压时，肺动脉瓣区第二心音亢进。

（2）其他体征

动脉血压正常而脉搏较细小。心界向左下扩大，心尖区此刻触及局限性收缩期抬举样搏动，说明左心室肥厚和扩大。肺动脉高压和右侧心力衰竭时，可有颈静脉怒张、肝大、下肢水肿。

（四）辅助检查

（1）X 线检查

轻度二尖瓣关闭不全者，可无明显异常发现。严重者左心房和左心室明显增大，明显增大的左心房可推移和压迫食管。肺动脉高压或右侧心力衰竭时，右心室增大。可见肺静脉瘀血，肺间质水肿和克利 B 线。常有二尖瓣叶和瓣环的钙化。左心室造影可对二尖瓣反流进行定量。

（2）心电图检查

轻度二尖瓣关闭不全者心电图可正常。严重者可有左心室肥大和劳损；肺动脉高压时可出现左、右心室肥大的表现。慢性二尖瓣关闭不全伴左心房增大者多有心房颤动。窦性心律者 P 波增宽且呈双峰形，提示左心房增大。

（3）超声心动图检查

超声心动图检查是检测和定量二尖瓣反流的最准确的无创性诊断方法。二维超声心动图上可见二尖瓣前后叶反射增强、变厚，瓣口在收缩期关闭对合不佳；腱索断裂时，二尖瓣可呈连枷样改变，在左心室长轴面上可见瓣叶在收缩期呈鹅颈样钩向左心房，舒张期呈挥鞭样漂向左心室。M 型超声可见舒张期二尖瓣前叶射血分数斜率增大，瓣叶活动幅度增大；左心房扩大，收缩期过度扩张，室间隔活动过度。多普勒超声显示左心房收缩期反流。

（4）放射性核素检查

放射性核素血池显像显示左心房和左心室扩大，左心室舒张末期容积增加。肺动脉高压时，可见肺动脉主干和右心室扩大。

（5）心导管检查

右心导管检查右心室、肺动脉及肺毛细血管压力增高，肺循环阻力增大；左心导管检查左心房压力增高，压力曲线 V 波显著，而心排血量减少。

（五）诊断及鉴别诊断

临床诊断主要是根据心尖区典型的吹风样收缩期杂音并有左心房和左心室扩大，超声心动图检查可明确诊断。二尖瓣关闭不全的杂音应与下列情况的心尖区收缩期杂音相鉴别。

（1）相对性二尖瓣关闭不全

可发生于高血压性心脏病，各种原因引起的主动脉瓣关闭不全、心肌炎、扩张型心肌病、贫血性心脏病等。由于左心室或二尖瓣环明显扩大，因而造成二尖瓣相对关闭不全而出现心尖区收缩期杂音。

（2）功能性心尖区收缩期杂音

50% 左右的正常儿童和青少年可闻及心尖区收缩期杂音，响度在 Ⅰ～Ⅱ 级（6 级分辨法），短促、性质柔和、不掩盖第一心音、无心房和心室的扩大。亦可见于发热、贫血、甲状腺功能亢进等高动力循环状态，原因消除后杂音即消失。

（3）室间隔缺损

可在胸骨左缘第 3、第 4 肋间闻及粗糙的全收缩期杂音，常伴有收缩期震颤，杂音向心尖区传导，心尖冲动呈抬举样。心电图及 X 线检查表现为左、右心室增大。超声心动图显示心室间隔连续中断，超声造影可证实心室水平左向右分流存在。

（4）三尖瓣关闭不全

可在胸骨左缘下端闻及局限性吹风样的全收缩期杂音，吸气时因回心血量增加可使杂音增强，呼气时杂音减弱。肺动脉高压时，肺动脉瓣第二心音亢进，颈静脉 V 波增大。可有肝搏动、肿大。心电图和 X 线检查可见右心室肥大。超声心动图可明确诊断。

（5）主动脉瓣狭窄

心底部主动脉瓣区或心尖区可闻及响亮而粗糙的收缩期杂音，向颈部传导，伴有收缩期震颤。可有收缩早期喀喇音，心尖冲动呈抬举样。心电图和 X 线检查可见左心室肥厚且扩大。超声心动图可明确诊断。

（六）治疗

1. 内科治疗

避免过度的体力劳动及剧烈运动，限制钠盐摄入，保护心功能；对风湿性心脏病，积极预防链球菌感染与风湿活动以及感染性心内膜炎；适当使用利尿药、血管扩张药，特别是减轻后负荷的血管扩张药，通过降低左心室射血阻力，可减少反流量，增加心排血量，从而产生有益的血流动力学作用。慢性患者可用血管紧张素转化酶抑制药。急性患者可用硝普钠、硝酸甘油或酚妥拉明静脉滴注。洋地黄类药物宜用于出现心力衰竭的患者，对伴有心房颤动者效果更佳。晚期的心力衰竭患者可用抗凝血药物防止血栓栓塞。

2. 手术治疗

长期随访研究表明，手术治疗后，二尖瓣关闭不全患者心功能的改善明显优于药物治疗，即使在合并心力衰竭或心房颤动的患者中，手术治疗的疗效亦明显优于药物治疗。瓣膜修复术与人工瓣膜置换术相比，死亡率低，长期存活率较高，血栓栓塞发生率较小。

（1）术前准备

手术治疗前，应行血流动力学检查和冠状动脉造影。这些检查对确诊二尖瓣反流，明确原发性心肌病变或功能性二尖瓣关闭不全均有很大的帮助；血流动力学检查有助于评估受累瓣叶的病变严重程度；冠状动脉造影可确定患者是否需要同时行冠状动脉旁路移植术。

（2）手术指征

①急性二尖瓣关闭不全。②心功能Ⅲ～Ⅳ级，经内科积极治疗后。③无明显临床症状或心功能在Ⅱ级或Ⅱ级以下，辅助检查表明心脏进行性增大，左心室射血分数下降。超声心动图检查左心室收缩期末内径达 50 mm 或舒张期末内径达 70 mm，射血分数小于或等于 50% 时即应尽早手术治疗。

（3）手术种类

①瓣膜修复术：能最大限度地保存自身瓣膜。适用于二尖瓣松弛所致的脱垂；腱索过长或断裂；风湿性二尖瓣病变局限，前叶柔软无皱缩且腱索虽有纤维化或钙化但无挛缩；感染性心内膜炎二尖瓣赘生物或穿孔病变局限，前叶无或仅轻微损害者。

②人工瓣膜置换术：置换的瓣膜有机械瓣和生物瓣。机械瓣包括球瓣、浮动碟瓣和倾斜碟瓣，其优点为耐磨损性强，但血栓栓塞的发生率高，须终身行抗凝血治疗，术后 10 年因抗凝血不足致血栓栓塞或抗凝血过度发生出血所致的病死和病残率高达 50%；其次，机械瓣的偏心性血流，对血流阻力较大，跨瓣压差较高。生物瓣包括猪主动脉瓣、牛心包瓣和同种硬脑膜瓣，其优点为发生血栓栓塞率低，不需终身抗凝血治疗和具有同自身瓣相仿的中心血流，但不如机械瓣牢固。3～5 年后可发生退行性钙化性变而破损，10 年后约 50% 的患者须再次换瓣。

三、主动脉瓣狭窄

（一）症状

主动脉瓣狭窄患者虽存在左心室射血受阻和压力负荷增大，但患者可在很长时间内无临床症状。长期的流出道梗阻可能是由于左心室代偿性肥厚，可出现下列与主动脉瓣狭窄相关的临床症状：①晕厥；②心绞痛；③胸闷和充血性心力衰竭。眩晕或晕厥是由于心脏压力感受器反应失常导致的低血压和脑部供血减少，也可能与心律失常有关，如室性心动过速、短暂性室颤等。约有 2/3 的严重主动脉瓣狭窄患者出现活动性心绞痛，其中 1/2 的患者本身存在潜在的冠状动脉病变，无冠状动脉病变的患者出现心绞痛不仅与心肌氧供需失衡有关，还与其他多个因素有关，如心室质量增加使心肌耗氧增加；收缩期延长使心肌内冠状动脉血管受压；心动过速使舒张期冠状动脉供血减少。早期心力衰竭表现为活动耐量下降，随着时间的推移，出现胸闷，活动时舒张末压增高，到晚期可能出现左心室收缩功能下降。

（二）体征

体格检查是评价主动脉瓣狭窄程度较有价值的方法。在心底部可以闻及收缩期粗糙有力的喷射样杂音，但其响度和瓣膜狭窄的程度无关。

（三）辅助检查

（1）心电图

主动脉瓣狭窄患者心电图表现与其左心室肥厚程度有关，但无特异性，通常表现为电压增高，伴有 ST 段抬高，表示有心内膜下缺血。需强调的是，当心电图无左心室肥厚表现时，并不能排除主动脉瓣狭窄。

（2）X 线检查

虽然大多数主动脉瓣狭窄患者的 X 线检查均正常，但是有一些非特异性改变。左心室肥厚的 X 线征象为左心室变钝和变大，在严重的主动脉瓣狭窄的成年患者胸片上，有时可看到严重钙化的主动脉瓣。

（3）超声心动图

超声心动图是评价主动脉瓣狭窄程度的最常用的无创方法。多普勒超声通过测定流经瓣膜的血流速度评估瓣膜的狭窄程度。多普勒测定出的压力阶差与导管的测定值基本相同，偏差的狭窄喷射血流可引起测定值小于实际值。

（四）治疗

正常成年人平均主动脉瓣瓣口面积为 $3 \sim 4 \, cm^2$，只有当瓣口面积小于正常面积的 1/4 时才会出现症状，目前常用的主动脉瓣狭窄分级标准如下：

①主动脉瓣轻度狭窄：面积小于正常面积但大于 $1.5 \, cm^2$；

②主动脉瓣中度狭窄：面积 $1 \sim 1.5 \, cm^2$；

③主动脉瓣重度狭窄：面积小于 $1 \, cm^2$。

决定是否施行主动脉瓣置换手术常根据有无临床症状，有些严重的主动脉瓣狭窄的患者可以在很长时间内无症状，而部分中度狭窄的患者在早期就出现临床症状。若患者出现晕厥，心力衰竭、胸痛等症状，如不及时接受瓣膜置换手术，那么患者的生存期通常在 2 ～ 3 年，出现心力衰竭的患者预后最差，其生存期常常在 2 年内。猝死是主动脉瓣狭窄患者最严重的后果，发生前患者常无先兆症状，大多数患者既往有临床症状，重度狭窄患者每年猝死发生率小于 1%。主动脉瓣置换手术是治疗成年人主动脉瓣狭窄的唯一有效方法，凡出现临床症状同时无明显手术禁忌的主动脉瓣狭窄的患者都适于手术治疗，瓣膜替换手术治疗可以改善症状和延长生存时间。由于心脏后负荷增大而导致的心功能减退，尽管射血分数低，但手术效果良好，而心肌收缩力降低的患者手术效果欠佳。随着血流动力学的改善，射血分数和室壁张力低下的患者可逐渐恢复。对无症状的主动脉瓣狭窄，因为主动脉瓣瓣口面积小于 $0.6\ cm^2$，所以存在猝死风险，活动后出现异常低血压、左心室功能下降、室性心动过速和左心室肥厚明显的患者应行手术治疗。

四、主动脉瓣关闭不全

（一）概述

主动脉瓣关闭不全是由舒张期瓣叶不能对合或关闭不充分所致，由于瓣叶关闭不全，因此射出的血液又流回左心室，血液反流造成有效搏血量减少。与主动脉瓣狭窄不同，其左心室处于压力和容量双负荷，急性超负荷可能使左心室失代偿，出现心力衰竭。风湿性病变可能引起主动脉瓣关闭不全。其他的原因可能还有：退行性变、钙化性主动脉瓣病变、急性或慢性感染性心内膜炎等。

（二）临床表现

主动脉瓣关闭不全的患者有很长的代偿期，处于代偿期的患者虽可以很长时间无临床症状，但当大量反流导致左心室失代偿后可出现心悸、心尖部抬举样搏动和不典型胸痛综合征。与主动脉瓣狭窄不同，主动脉瓣关闭不全的患者很少出现胸痛症状。主动脉瓣关闭不全代偿性心肌肥厚的程度虽没有主动脉瓣狭窄重，但主动脉瓣区涡流和舒张压的下降在某种程度上可能导致冠状动脉血流减少和心肌灌注不良。当左心室代偿，主动脉瓣关闭不全的主要症状是心力衰竭和肺瘀血。主动脉瓣关闭不全在不同时期的体征各不相同，由于总排血量增大，搏出的血流虽使外周血管扩张，但随着血液反流使血管床又迅速回缩，脉压增大。临床上出现许多典型体征，如水冲脉、毛细血管搏动征等周围血管征，其他表现有充血性心力衰竭。

（三）辅助检查

（1）心电图检查

慢性主动脉瓣关闭不全的心电图电轴左偏，左心室传导阻滞常伴有左心功能不全，QRS 波的宽度与左心室质量呈线性相关，如 QRS 波平坦且宽度较小表明时射血分数和心肌收缩力严重下降。但心电图不能准确反映主动脉瓣关闭不全的严重程度。

（2）超声心动图

超声心动图检查是诊断主动脉瓣关闭不全和检测疾病进程最有效的方法。通过测量彩色血流可以判断瓣膜反流的杂音性质，同时可以测量左心室舒张末和收缩末的容积及心室壁厚度，以确定左心室有无不可逆损伤，在急性主动脉瓣反流中还可发现二尖瓣的相对关闭不全。

（四）诊断

一般情况下，根据体征和临床症状可诊断主动脉瓣关闭不全。心电图、超声心动图可有助于明确诊断和判断疾病严重程度。

（五）治疗

急性主动脉瓣关闭不全须尽早进行瓣膜替换手术，因为左心室不能在短时间内代偿，所以很快就会出现充血性心力衰竭、心动过速和心排血量下降。

慢性主动脉瓣关闭不全患者可以很好地耐受。但一旦有心功能的下降，就需要行瓣膜替换手术，一般来说射血分数小于 55% 且左心室舒张末直径大于 75 mm 或左心室收缩末直径大于 55 mm。

主动脉瓣关闭不全手术的理想时机是在心肌发生不可逆损伤前，尽管心功能受损患者手术治疗的围术期手术风险较大，但与药物治疗相比，手术可以延长生存时间，严重主动脉瓣关闭不全合并心功能低下的患者采用非手术治疗，其 1 年内病死率为 50%。

五、联合瓣膜病

在需要进行外科矫治的心脏多瓣膜病变中，其瓣膜的病理性变化可能是风湿性改变、退行性变、感染性及其他原因引起的病变。瓣膜的功能障碍可以是原发性的（如病因直接作用于瓣膜的后果），或继发性的（心脏扩大或肺动脉高压）。

外科治疗既要考虑瓣膜原发病变的影响，又要考虑成形或置换术后，继发受累瓣膜的反应，是否可以不处理而自愈。

瓣膜反流可能是瓣膜本身病理改变直接引起的，也可能激发与其他病变所致的心室形态的继发性改变。这种继发性或功能性反流可能影响房室瓣，对一些患者，继发性瓣膜反流可通过对原发病变瓣膜的修复或置换得到改善，而另一些患者可能需要同期外科治疗。据文献报道，约 67% 的严重主动脉瓣狭窄的患者伴有二尖瓣反流。如二尖瓣功能正常，解除左心室流出道梗阻将使二尖瓣反流得到改善；如二尖瓣反流严重，主动脉瓣置换术后仍有一定程度的反流存在，此时需同期行二尖瓣瓣环成形术；如果主动脉瓣狭窄合并二尖瓣结构异常的二尖瓣反流，那么则需同期行二尖瓣成形术或二尖瓣置换术。

继发性三尖瓣反流常常与风湿性二尖瓣狭窄有关，但具体原因尚不清楚。可能是继发于肺动脉高压侧右心室扩张。三尖瓣瓣环的扩张是非对称性的，扩张发生在右心室游离壁对应的瓣环，三尖瓣处的瓣环较少发生扩张性改变。

第三节　缺血性心脏瓣膜病和退行性心脏瓣膜病

随着社会经济的发展、人类寿命的延长，高龄人群日益增加，已成世界性的趋向。缺血性心脏瓣膜病、退行性心脏瓣膜病是 60 岁以上的老年人常见心血管疾病，据统计占老龄心血管外科手术数量的 10% ~ 20%。近 10 年来，由于心脏麻醉设备条件与技术的进步、外科各种手术的发展、心肌保护和围术期管理的精细化，因此心脏瓣膜外科已经取得了显著的进步与发展。同时，缺血性心脏瓣膜病、退行性心脏瓣膜病患者并发高血压病、心肌梗死和脑血管疾病发病率高，冠心病和心脏瓣膜病可以互为因果并存，增加了其外科手术的复杂性并影响手术效果。缺血性心脏瓣膜病与退行性心脏瓣膜病是一种特定的病因学范畴，没有特殊的分类。

一、缺血性二尖瓣病变与退行性二尖瓣病变

（一）二尖瓣病变与瓣环钙化症

儿童时期，二尖瓣前叶与后叶呈半透明状；20 岁以后由于纤维组织增生而变厚；50 岁时伴有较多的脂质沉着；70 岁左右，二尖瓣的前叶与后叶的闭合缘增厚呈小结节状，瓣环处常有局限性钙化。随着二尖瓣退行性的发展，瓣叶的胶原部分被黏多糖酸所代替，而且瓣叶、瓣环和腱索均被累及，表现为瓣叶变薄扩

大，腱索延长变细，有的可发生断裂。二尖瓣环钙化为一种退行性病变，主要发生于60岁以上的老年患者，钙化的发生机制尚不清楚，可能是血流应力引起的一种表现。主动脉瓣钙化性狭窄的患者中约有50%并发严重的二尖瓣环钙化。钙化最初发生在后瓣环的中部，随着钙化的进展，瓣叶向上突起，腱索延长。钙化一般呈条状，之后逐渐扩大，严重者可侵犯全部瓣环，并可侵犯心肌累及传导系统，引起传导系统障碍。

（二）缺血性二尖瓣关闭不全与乳头肌功能紊乱

缺血性二尖瓣关闭不全是由于1支或多支冠状动脉部分或完全阻塞所引起二尖瓣关闭不全，称为缺血性二尖瓣关闭不全。此病虽是冠心病和心肌梗死的表现，但必须把其他病因引起的二尖瓣关闭不全与并发冠心病区别开来，因为两者有时不是因果关系。因此，缺血性二尖瓣关闭不全不包括退行性、黏液性、结缔组织病变，以及腱索自发性断裂、感染、创伤、心肌炎、瓣环钙化症或创伤等原因引起的二尖瓣关闭不全，同时也应与先天性畸形区别开来。

缺血性二尖瓣关闭不全可发生于急性心肌梗死或慢性心肌梗死，也可发生于可逆转的心绞痛患者，无论是急性还是慢性的临床表现，主要决定于左心功能不全的严重程度。缺血性二尖瓣关闭不全不同程度的表现，左心室的功能不全和冠心病的症状，产生了不同的临床表现。缺血性二尖瓣关闭不全是个复杂的病理表现，因此，在冠状动脉再血管化与瓣膜的处理上还存在复杂的未知因素。

继发于缺血性心脏病的慢性严重二尖瓣关闭不全预后不良。其发病机制为乳头肌功能系紊乱或二尖瓣环扩张，或两者同时并存。常见的病理改变是1个或2个乳头肌存在愈合后梗死病灶；急性心肌梗死并发乳头肌梗死或断裂，可引起严重的急性二尖瓣关闭不全。后乳头肌由冠状动脉的后降支单支供血，血管堵塞时容易引起梗死；而前乳头肌则由前降支的对角支和回旋支的纯缘支动脉双重供血，因此发生梗死的机会较少。冠心病侵犯右冠状动脉和左冠状动脉回旋支，也可引起后乳头肌功能紊乱。二尖瓣关闭不全的严重程度一般与左心室心肌运动障碍或失去运动的区域是一致的。慢性缺血性心脏病可引起乳头肌纤维化和左心室扩大，因乳头肌排列紊乱引起二尖瓣关闭不全。心肌梗死会引起乳头肌坏死，但发生乳头肌断裂的机会很少见。乳头肌完全断裂可引起严重的二尖瓣关闭不全和左侧心力衰竭，常引起致命的后果，如仅有部分乳头肌断裂，而二尖瓣反流较轻；乳头肌完全断裂一般发生在心肌梗死后2～7 d，如不施行急症手术，50%～75%的患者会在24 h内死亡。

（1）发病率

在急性心肌梗死后 17% ～ 55% 的患者有二尖瓣收缩期杂音，超声心动图检查显示有缺血性二尖瓣关闭不全，约 60% 的后下壁心肌梗死患者和约 46% 的前壁心肌梗死患者 48 h 后，彩色多普勒血流频谱可显示缺血性二尖瓣关闭不全。心肌梗死发生 6 h 后心导管检查，18.2% 的患者存在缺血性二尖瓣关闭不全，其中 3.4% 的患者虽为严重二尖瓣关闭不全，但许多早期临床杂音只是短暂的，出院时即已消失。心肌梗死后早期缺血性二尖瓣关闭不全非常多见，但大部分患者是轻度的，经过一定时间可以完全消失。有症状冠心病的患者血管造影显示二尖瓣关闭不全的发生率为 10.9% ～ 19%。急性心肌梗死的患者经过一定的时间可以发展为慢性缺血性二尖瓣关闭不全。

（2）病理学

缺血性二尖瓣关闭不全多在急性心肌梗死时突然出现，也可作为心肌梗死后的慢性晚期表现，或是心肌区域性缺血发作时短暂的表现。慢性二尖瓣关闭不全与冠心病的患者，施行冠状动脉与左心室造影，常常难以证明缺血性二尖瓣关闭不全与冠状动脉阻塞的特殊关系。单纯回旋支严重阻塞、左前降支加回旋支阻塞、左前降支加右冠状动脉阻塞、右冠状动脉加回旋支阻塞或 3 支冠状动脉阻塞，其中 19% ～ 28% 的患者会发生中度或严重的二尖瓣关闭不全。

两个乳头肌的血液供血有多个来源，后乳头肌由右冠状动脉或回旋支终末的边缘支供血。右冠状动脉优势的患者，后乳头肌 68% 的患者由右冠状动脉供血；左冠状动脉优势的患者，后乳头肌由左回旋支的终末支供血。前乳头肌主要由回旋支动脉系统供血，但常有从前降支或侧支，以及对角支动脉系统供血，前乳头肌的侧部常由回旋支动脉供血。

缺血性二尖瓣关闭不全常发生于后壁心肌梗死，而且关闭不全的严重程度较高。心肌梗死后乳头肌断裂常引起致命性缺血性二尖瓣关闭不全，后乳头肌的发生率高于前乳头肌的 3 ～ 6 倍。虽乳头肌的主干或腱索连接处断裂都可发生，但常以部分断裂为常见。乳头肌完全断裂多发生在急性心肌梗死的 1 周内，部分断裂可延迟到 3 个月。急性心肌梗死可突然发生严重的二尖瓣关闭不全而没有乳头肌断裂，这些患者即通常所称的乳头肌功能紊乱，表现为乳头肌不收缩，即在左心室基底部乳头肌梗死丧失收缩力。

（3）临床表现、分型

①急性心肌梗死后二尖瓣关闭不全。

急性心肌梗死后二尖瓣关闭不全相当常见，但多数患者不影响预后仅有轻度或中度的收缩期杂音，没有明显的心力衰竭的症状和体征。少数患者可发展为严重的关闭不全，出现心力衰竭的症状。这类患者由于梗死引起乳头肌的移位或断裂，所以引起严重的二尖瓣关闭不全并发急性肺水肿和心源性休克，需要迅速地处理。乳头肌尖端断裂，尚可生存较长的时间。如为乳头肌断裂，则需要进行急症手术。这类严重患者的临床表现是突然出现急性发作性胸痛和呼吸困难，特别常见于 60 岁左右的患者，常并发高血压病。由于发生急性心力衰竭，因此短期内即可引发心源性休克。典型的体征是在心尖部闻及全收缩期高音调的杂音。心电图检查虽然均表现异常，但是往往缺乏特征性的图像，常出现传导阻滞、ST 段和 T 波缺血性改变。乳头肌断裂的患者往往显示下壁心肌梗死；超声心动图检查，显示二尖瓣叶连枷样活动，乳头肌移位；多普勒血流图显示二尖瓣大量反流。食管超声心动图检查可显示较为详细的二尖瓣结构的异常改变；心肌阶段性的活动异常和二尖瓣反流的程度，为手术提供较详细的依据。虽然患者的血流动力学不稳定，但是多数患者仍应施行诊断性心导管检查，以确定冠状动脉的解剖改变。

②发作性缺血性二尖瓣关闭不全。

这类患者有时虽突然出现发作性呼吸困难或突发性肺水肿，但不一定并发心绞痛；有些患者在有症状时出现二尖瓣反流性杂音，而在没有症状时杂音消失或变弱。无论患者先前有或没有心肌梗死的病史，这类患者均有冠心病。发作性缺血性二尖瓣反流的机制，是由于左心室心肌壁因缺血引起暂时性节段运动障碍，这种运动障碍可因冠心病自行发生，或做经皮冠脉介入术时因球囊阻塞引起。发作性二尖瓣反流在冠心病患者中较为常见。节段性运动障碍有时会增加左心室收缩末期和舒张末期容量，引起二尖瓣关闭线的移位发生关闭不全，在这种状态下瓣环虽不扩大，瓣叶也不脱垂，但反流量可增多到左心房平均压升高，引起呼吸困难，甚至肺水肿。随着心肌缺血改善，节段性室壁增厚重构，二尖瓣反流可减少，甚至消失。因此，应用动态心电图与彩色多普勒血流频谱检查，有助于了解二尖瓣发作的性质和心室节段性运动失调。因为此类二尖瓣关闭不全是可以恢复的，所以只需冠脉旁路移植术，不需处理二尖瓣。

③慢性缺血性二尖瓣关闭不全。

冠状动脉旁路移植手术的患者有 3.5%～7% 并发缺血性二尖瓣关闭不全，其中大部分为慢性轻度的反流，没有心力衰竭的症状，不需要外科矫正手术。严重的二尖瓣关闭不全患者，在并发心力衰竭的症状时，不论冠状动脉缺血是否需要旁路移植术，都必须考虑矫正关闭不全。左心功能不全的程度在并发二尖瓣关闭不全的患者，有时非常难以评价。心力衰竭的症状可以由二尖瓣关闭不全引起，也可以是冠心病引起的左心功能障碍，或两者兼而有之。慢性缺血性二尖瓣关闭不全可因左心功能代偿而耐受多年，如左心收缩末期室壁应力降低，可增加心排血量而心肌的耗氧量维持正常。虽然由于心肌的张力降低，左心室的顺应性增加，但是随着左心室的扩张，由于缺乏心肌的进一步代偿性肥厚和肌原纤维的丧失，使收缩力降低。特别是缺血性二尖瓣关闭不全，进一步使左心室的收缩功能降低，心肌进行性扩张和重构，加速了心力衰竭的发生。慢性缺血性二尖瓣关闭不全的患者，左心室收缩末期容量和室壁张力增加，左心室的重量也显著增加，而舒张末期室壁厚度不增加。在心肌梗死区舒张期室壁张力增加，刺激心肌细胞肥厚和非栓塞区的心肌细胞移动，引起左心室扩张。这类患者虽仍然可保持正常的射血分数，但收缩期室壁张力增加，短轴缩短率降低，而收缩末期容量和室壁张力仍然正常。虽然心排血量降低，但是由于前负荷增加（舒张末期室壁张力增加），患者仍然可以没有症状或仅有轻微症状。由于射血分数降低，舒张末期和收缩末期以及室壁张力增加，心排血量降低。因此，左心房、左心室与舒张末期压力增加，肺毛细血管楔压上升至正常的 $2 \sim 3$ 倍。

（4）治疗

①内科治疗：心源性休克和充血性心力衰竭的患者，应进行早期的积极治疗，为手术争取时机。并应充分做好严重心律失常或心搏骤停的处理。单纯用药无效时，可应用主动脉内囊反搏辅助循环。对于没有低血压的患者，应给予减轻心脏后负荷的药物，如硝酸甘油、腺苷类药物或硝普钠，以增加心排血量。液体的输入量应严格按照中心静脉压与肺毛细血管楔压的标准进行。对于大部分急性心肌梗死后二尖瓣关闭不全的患者，果断进行外科治疗是提高成活率的最好方法；对少数没有乳头肌断裂的患者，经过严格选择可施行经皮冠脉介入术和（或）溶栓治疗。

②外科治疗：急性（30 d 内）严重心肌梗死后二尖瓣关闭不全的手术方法为二尖瓣成形术或置换术，同期施行或不施行冠状动脉旁路移植术。目前均主张施行同期冠状动脉旁路移植术，有利于心肌供血的重建。对于急性心肌梗死后二尖瓣关闭不全，根据患者的情况，选择限期手术，如病情危急可做急症手术。缺血性二尖瓣关闭不全，不论病理改变如何，一般均主张做瓣膜置换术，尽力保留瓣下结构。停止体外循环后，经食管超声估测左心室功能，早期应用正性肌力药物与冠状动脉扩张药物，如左心室不能维持适当的排血量，应立即建立机械辅助循环，如应用主动脉内囊反搏无效，则应改用左心房至主动脉或股动脉灌注进行左心转流，或应用其他暂时性左心室辅助装置，以迅速改善冠状动脉缺血，减轻左

心室容量与压力负荷。

（三）临床表现与诊断

因为缺血性二尖瓣关闭不全常为轻度或中度反流，一般没有心力衰竭，所以心肌缺血性的表现较为突出。这类患者多施行冠状动脉旁路移植术，而不做二尖瓣手术。诊断的主要依据是冠状动脉病变的严重程度与解剖关系；二尖瓣关闭不全的严重程度；左心室的功能损害程度；以及冠状动脉旁路移植术后左心室改善的潜在可能性。同时，应力求确定二尖瓣关闭不全的病因。有优势型冠状动脉疾病的患者，常并发二尖瓣退行性或其他原因的病变，而缺血性二尖瓣病变只占少数患者。此外，对于这类老年患者也必须详细检查其他重要脏器的并发病变。经胸超声心动图检查可有效确定二尖瓣关闭不全的病因；二维超声心动图检查可显示腱索断裂、瓣环钙化或黏液性退行性变；心导管检查可明确冠状动脉的病理改变；心室造影有助于了解心室节段性运动异常、心室扩大的情况以及二尖瓣关闭不全的程度。

（四）手术适应证与禁忌证

虽然有症状的冠心病患者并不都需要外科治疗，但是发生二尖瓣关闭不全和（或）严重左心功能障碍的患者手术危险增加。经术中食管超声和多普勒血流频谱检查，轻度的二尖瓣关闭不全，一般不予施行二尖瓣手术。严重的缺血性二尖瓣关闭不全（Ⅲ级或Ⅳ级）和（或）中度或重度的左心室功能障碍患者，虽需同时做二尖瓣手术与冠状动脉旁路移植术，以改善冠状动脉缺血的症状，但这类患者有时手术后并不能得到改善，可能是区域性心肌冬眠或慢性顿抑的结果。左心室室壁瘤或舒张末期容积接近 200 mL 的患者手术效果不良。同时，对于有二尖瓣关闭不全，左心室舒张末期压高于 35 mmHg，左心室收缩末期容量指数大于 80 mL/m^2，肺平均压高于 60 mmHg，并发三尖瓣关闭不全心力衰竭的患者，手术效果不良。老年病变如慢性肾衰竭、严重慢性肺部阻塞性疾病、卒中遗留症状等手术疗效亦差。

（五）手术方法

一般进行择期手术，但对于心肌缺血症状难以控制的患者，为了预防心肌梗死，须做急症或限期手术决定施行二尖瓣成形术或置换术常常难以确定。对于老年患者，并发严重左心室功能不全时，一般都主张做瓣膜置换手术，避免这类患者难以耐受较长时间的体外循环和心脏停搏，缩短手术时间，恢复瓣膜的关闭功能。虽然手术成功的机遇较大，但是缺血性二尖瓣关闭不全不像原发性病变，一般瓣膜无特殊的病变，通常修复手术可以恢复瓣膜的关闭功能。

由于二尖瓣成形术的发展，虽然一般的瓣膜结构异常如腱索延长或断裂，瓣叶缺损与瓣环扩大等病变均可进行修复手术，但是对于心肌梗死后关闭不全的患者，由于心肌缺血性病变的原因，二尖瓣修复手术后因梗死区的存在，导致心肌节段性运动异常等改变，修复成形的失败率较高。因此在选择手术式时，应做全面的考虑。体外循环停止后，应用食管超声彩色多普勒检查，一方面观察二尖瓣启闭功能；另一方面必须仔细监测左心室功能，其中包括室壁的运动。并且预先应用药物支持，维持左心室的正常收缩功能。如左心室扩张或左心室颤动恶化，血压难以维持，而且应用药物支持无效时，应考虑重新开始体外循环，必要时采用主动脉内囊反搏或暂时改用左心室辅助循环。

二、主动脉瓣膜退行性病变

（一）病因病理

引起主动脉瓣狭窄的疾病可分为先天性病变（如单叶瓣或二叶主动脉瓣）、炎症后瘢痕形成（典型为风湿性）、退行性改变（如老年主动脉瓣钙化性狭窄）等3种。临床症状出现的年龄一般与其病理损害有关。继发于先天性二叶主动脉瓣狭窄的患者，常在50岁或60岁以后才出现临床症状。在年龄小于70岁的成年患者中，二叶主动脉瓣占瓣膜置换术发病率的50%，而在70岁以上的患者中三叶退行性主动脉瓣狭窄占瓣膜置换术发病率的50%。

三叶主动脉瓣退行性钙化是单纯主动脉瓣置换术最常见的原因，钙化虽始发于瓣叶的基底部，逐渐向瓣叶中部延伸，但一般不累及瓣叶的游离缘，因此，一般不引起联合处的融合，同时并发冠状动脉狭窄的病例多见。

（二）临床表现

超过60岁的患者，老年钙化性主动脉瓣狭窄占发病率的90%。老年性主动脉瓣钙化的病理进程是渐进性的。正常的主动脉瓣口面积为 $2.5 \sim 3.5 \, cm^2$，由于钙化始发于瓣叶基底部，向瓣叶中部延伸，而很少引起联合部的粘连与融合，主要影响瓣叶的活动度，使瓣膜的开口面积逐渐缩小，左心室的功能逐渐适应。因此，长期不引起异常的血流动力学改变，长期没有临床症状。尽管主动脉瓣叶钙化增厚，却不出现明显的流出道狭窄。即使 65 岁以上的患者，一般也不存在主动脉瓣的梗阻性表现。老年性钙化性主动脉瓣狭窄，由于其进展缓慢，左心室功能适应性较好，左心室逐渐肥大使左心排血量维持正常。在此期间心肌压力负荷逐渐加重，而患者可长期代偿而没有症状。

（三）诊断

正常成年人主动脉瓣口面积根据血流动力学的异常改变，将其狭窄的严重程度分为 3 级：轻度狭窄的瓣口面积小于正常面积但大于 1.5 cm^2；中度为 1 ~ 1.5 cm^2；重度为小于或等于 1 cm^2。当跨瓣压力阶差峰值超过 50 mmHg，主动脉瓣口小于 0.8 ~ 1 cm^2 时，则可引起明显的左心室舒张末期压力升高，但这并不表示左心室扩张或心力衰竭，患者仍可没有症状。一般至 60 岁以后发生左心功能不全的症状，即心绞痛、晕厥或心力衰竭。因严重主动脉瓣狭窄的心排血量可维持正常或接近正常，一般自觉症状并不明显。但也可出现左侧心力衰竭的症状，如疲劳乏力、咳嗽以及劳力性呼吸困难。在老年钙化性主动脉瓣狭窄的患者中，并发冠心病的发病率较高，常有心绞痛的表现。主动脉瓣狭窄的患者，在第 2 肋间胸骨旁或胸骨切迹处可触及收缩期震颤，并向颈动脉传导。在心底部可闻及收缩期杂音，并向颈部或心尖部传导。由于主动脉瓣钙化杂音越粗糙，狭窄愈严重，杂音的持续时间愈长。超声心动图可以观察瓣叶结构病变的性质，并可估计病变的严重程度；狭窄的三叶主动脉瓣显示瓣叶增厚钙化等病理改变，表现为多条致密的回声和瓣叶间距狭窄。二维超声心动图是确定主动脉瓣狭窄不同病理改变和病理生理表现的最佳无创方法。可探测瓣膜的钙化和狭窄的严重程度，同时，可以结合应用彩色多普勒探测心内血流的方向与速度。推算压力阶差和瓣口面积，从而做出准确的诊断。

（四）治疗

轻度主动脉瓣钙化性狭窄的患者，跨瓣阶差不超过 30 mmHg，心功能没有明显改变，而且没有临床症状的患者，一般不需要内科治疗。跨瓣阶差处于 30 ~ 50 mmHg，患者有轻度的症状时，应限制剧烈的体力活动，预防感染性心内膜炎。因老年钙化性病变呈逐渐加重的趋势，应每年复查一次多普勒超声心动图，以了解狭窄病变的程度和跨瓣压力阶差的改变。据相关报道，退行性钙化性病变的进展比其他病因的病变较快，有些轻度或中度主动脉瓣钙化性狭窄的患者，随着年龄的老化，预后 2 ~ 5 年可发展为重度狭窄。如果出现新的症状，经定期超声多普勒心动图检查，若发现主动脉瓣压力阶差加大，应及时进行外科治疗。

1. 手术适应证

有症状的高龄钙化性主动脉瓣狭窄的患者，经皮球囊扩张成形术的效果不良，因此，应施行主动脉瓣置换术。钙化性主动脉瓣狭窄患者经血流动力学检查后，如证实有严重的瓣膜梗阻（主动脉瓣口面积小于 0.8 cm² 或小于 0.5 cm²），必须进行主动脉瓣置换术。有症状的主动脉瓣狭窄患者预后不良，根据报道，预后 3 年的死亡率为 50%；预后 10 年为 90%，如发生充血性心力衰竭、昏厥或心绞痛，更是不良的预兆。因此，主动脉瓣置换术对有症状的老年性主动脉瓣钙化性狭窄的患者，是有效的外科治疗方法。

对于无症状的患者，如有进行性左心功能不全，或运动时血流动力学异常，跨瓣压力阶差超过 50 mmHg；或超声多普勒检查超过 70 mmHg，并且主动脉瓣口面积大于 0.7 cm² 的情况，应及时进行外科治疗。严重主动脉瓣钙化性狭窄左心功能不全的无症状患者，手术治疗的长期死亡率明显低于不做手术内科治疗的患者。随着人造瓣膜的发展，外科手术技术的不断改进，以及围术期处理的日益完善，凡是严重主动脉瓣钙化性狭窄的患者，以早期手术为宜。

2. 术前特殊准备

老年性主动脉瓣钙化性病变患者的术前准备，除按常规的准备外，特别应注意以下几点。

（1）检查病变程度

应用先进的检查技术，充分了解钙化瓣膜病变的进展程度，特别是并发冠状动脉梗阻病变血管的侵犯情况；主动脉瓣环及其周围的钙化范围，应详细制定手术方案和评估手术难度。

（2）治疗方案的选择

对各重要器官的并发病变，必须应用合理的治疗方案获得基本的控制，如患者有高血压，在术前必须将血压降至正常范围；糖尿病患者应该把血糖维持在正常范围；对于肾衰竭患者，可应用透析方法使肌酐与尿素浓度维持在正常范围，消除体内液体潴留，电解质均在正常范围。确保以上正常情况才可慎重考虑做瓣膜置换术。

（3）应用主动脉内囊反搏

术前应用主动脉内囊反搏是常用的辅助装置，特别是血流动力学不稳定，低心排血量应用药物治疗无效，而又必须行手术纠正瓣膜病变的患者，应用主动脉内囊反搏后可降低左心室的后负荷，改变冠状动脉的灌注，加强肥厚心肌内膜下的供血，为手术提供较为安全的条件。

（4）手术技术

高龄主动脉瓣钙化性狭窄患者，随着年龄的增长各器官的功能均有退化，对手术的应激性降低，特别是应用体外循环对各脏器的应激功能产生很大的损害。发生左侧心力衰竭的患者，常预后不良。因此，必须从多学科综合权衡利弊，确定手术治疗方案。

关于老年人钙化性主动脉瓣狭窄的手术方法，因病变范围和并发病变的不同而异，一般包括以下几种：主动脉瓣置换术、细小主动脉根部扩大成形手术、升主动脉与主动脉瓣同期置换术以及主动脉瓣置换与同期冠脉旁路移植术。

（5）人造瓣膜的选择

针对老年患者的瓣膜置换术在国际上通常采用生物瓣膜，避免因终身抗凝血治疗所引起的出血性并发症，而且高龄患者应用生物瓣膜结构衰坏的发生时间显著延迟。因此，应用生物瓣膜与机械瓣膜的血流动力学比较无明显差异，长期随访效果良好。

（6）术后处理

老年性主动脉瓣病变的患者术前的主要特点：心功能差，约74%的患者心功能为Ⅲ或Ⅳ级，左心室收缩功能障碍。主要表现为左心室舒张末期压升高，射血分数降低，前者往往反映舒张功能不全，后者是因为心肌收缩力减弱所致。此外，老年性患者主要脏器的并发病变，如高血压、冠心病、糖尿病、肾功能不全和慢性呼吸道疾病，成为围术期特别是术后早期处理的主要困难。根据上述特点，应重点强调下述的处理。

①心功能支持：老年性主动脉瓣病变特别是并发高血压与冠状动脉旁路移植术的患者，应维持心功能，控制血压与严重心律失常的出现。常规应用正性肌力药物，针对不同的心功能改变，应用儿茶酚胺类与非儿茶酚胺类药物，以及钙剂。一旦循环功能稳定后，可应用慢性增加心肌的收缩药物地高辛，以增强心肌的收缩力，较为新型的药物如依诺昔酮，以及其他类型的磷酸二酯酶、三抑制药维司力农也可用于慢性心力衰竭，但作为术后早期的用药尚待进一步论证。

②呼吸支持：老年性心脏手术的患者常伴有不同程度的肺功能损害。术后早期通气功能的设置，是调节呼吸机达到充分的氧气交换（PaO_2 为 $80 \sim 100$ mmHg），二氧化碳降低（$PaCO_2$ 为 $35 \sim 45$ mmHg），正常 pH 值为 $7.35 \sim 7.45$。适当提高潮气量和降低呼吸频率，可减少肺不张和过度换气。

③肾功能的维持：老年性心脏瓣膜病手术后，特别是术前并存肾功能不全者，术后应监测尿量、尿素氮和肌酐的水平。关于心脏术后肾功能不全的含义较广，其中轻者只有轻度的氮质血症而无严重的后果；重者为少尿型肾衰竭，则需要肾替代治疗。主要脏器的并发病变随肾功能不全的程度而改变，低心排血量综合征可使其加重。术后早期急性肾衰竭常在 48 h 内发生。心脏手术后常有高血压，是被血管紧张素系统触发的，与术后急性肾功能不全无相关性。术后早期急性肾功能不全，1 d 即可检出尿素氮和肌酐升高。高钾血症是重要的并发症，必须尽快纠正，避免发生严重的心律失常。进行性少尿与氮质血症，接着发生明显的肾衰竭，其中多数患者需要暂时的肾功能支持。

心脏术后肾功能不全的原因主要是围术期心排血量降低，引起肾血流量降低引起肾小球滤过率低下，同时是由于肾小管阻塞和上皮损害不能滤过所致。肾小管阻塞的程度决定无尿肾衰竭的发展，即使仅有少部肾小管开放，也能维持适当的尿量。急性肾衰竭的恢复与否，取决于肾小管阻塞解决后，体内液体的滤过是否增多与肾浓缩能力是否逐渐恢复。术前高龄心脏病患者已有的肾功能不全，是术后肾衰竭的诱发因素。虽然体外循环可短时影响肾功能，但是良好的心脏手术和围术期的正确处理，可以避免术后发生肾功能不全。例如应用搏动性体外循环，提高灌注压，以及应用超滤排出体内潴留水分，可有效减轻肾的负担；同时由于术后心功能的恢复，也可促进肾功能恢复。心脏病患者特别是已有肾功能不全时，术后一旦发生肾衰竭和少尿或无尿的患者，应在早期积极地应用肾替代治疗以降低死亡率。根据病情与心功能稳定的情况，可选择血液透析、腹膜透析或持续动静脉血液滤过。透析的目的是排出体内过多的水分，降低血浆钾的浓度，排出毒性的代谢产物如肾毒素，以纠正代谢性酸中毒。

第六章　胸部损伤诊疗

第一节　肋骨骨折

暴力直接作用于肋骨，可使肋骨向内弯曲折断；前后大力挤压可使肋骨腋段向外弯曲折断。第 1～第 3 肋骨粗、短，且有锁骨、肩胛骨保护，不易发生骨折；一旦骨折说明致伤暴力巨大，常合并锁骨骨折、肩胛骨骨折和颈部、腋部血管神经损伤。第 4～第 7 肋骨长而薄，最易折断。第 8～第 10 肋骨前端肋软骨形成肋弓与胸骨相连。第 11～第 12 肋骨前端游离，弹性较大，均不易骨折，若发生骨折，应警惕腹内脏器和膈肌同时受损伤。多根、多处肋骨骨折将使局部胸壁失去完整肋骨支撑而软化，出现反常呼吸运动，即吸气时软化区胸壁内陷，呼气时外突，又称为连枷胸。老年人肋骨骨质疏松，容易发生骨折。已有恶性肿瘤转移灶的肋骨，也容易发生病理性骨折。

一、临床表现

肋骨骨折断端可刺激肋间神经产生明显胸痛，在深呼吸、咳嗽或转动体位时加剧。胸痛使呼吸变浅、咳嗽无力，呼吸道分泌物增多、潴留，易致肺不张和肺部感染等并发症。胸壁可有畸形，局部明显压痛，时有骨摩擦音，挤压胸部可使局部疼痛加重，有助于与软组织挫伤相鉴别。骨折断端向内移位可刺破胸膜、肋间血管和肺组织，产生血胸、气胸、皮下气肿或咯血。伤后晚期，骨折断端移位可能造成迟发性血胸或血气胸。连枷胸呼吸时两侧胸腔压力不均衡使纵隔左右移动，称为纵隔扑动。连枷胸常伴有广泛肺挫伤，挫伤区域的肺间质或肺泡水肿可导致氧弥散障碍，出现肺换气障碍所致的低氧血症。胸部 X 线照片可显示肋骨骨折断裂线和断端错位，但不能显示前胸肋软骨骨折。

二、治疗

有效镇痛能增加钝性胸部损伤患者的肺活量、潮气量、功能残气量、肺顺应性和血氧分压，降低气道阻力和连枷段胸壁的反常活动。镇痛的方法包括静脉镇痛法、肋间神经阻滞法、胸膜腔内麻醉法和硬膜外麻醉法。目前公认硬膜外麻醉法能提供最佳可控的持续镇痛效果，而无静脉镇痛法存在的抑制咳嗽、呼吸的副作用；肋间神经阻滞法镇痛时间短暂；胸膜腔内麻醉法因麻醉药物重力分布和稀释而镇痛效果不稳定，且有抑制膈神经功能的副作用。另外，大量临床随机对照试验证明硬膜外麻醉法还具有如下优点：改善肺功能、降低肺部并发症、减少机械通气、ICU 停留及住院时间短、相关医疗费用低等。

固定肋骨骨折和控制胸壁反常呼吸运动的各种机械方法，如多带条胸布、弹性胸带、胶布固定法，胸壁外牵引固定术等因效果有限而较少应用。因其他原因需开胸手术时，可用不锈钢丝、克氏针或使用 Judet 固定架等内固定技术固定肋骨断端。连枷胸患者出现明显呼吸困难，呼吸频率大于 35 次 / 分或小于 8 次 / 分，动脉血氧饱和度小于 90% 或动脉血氧分压小于 60 mmHg，动脉二氧化碳分压大于 55 mmHg，应行气管插管机械通气支持呼吸。正压机械通气能纠正低氧血症，还能控制胸壁反常呼吸运动。开放性肋骨骨折的胸壁伤口需彻底清创，固定肋骨断端。若胸膜已穿破，需放置闭式胸腔引流。手术后应用抗生素预防感染。

第二节　胸骨骨折

胸骨骨折通常由暴力直接作用所致，最常见的是在交通事故中驾驶员胸部撞击方向盘。大多数胸骨骨折为横断骨折，好发于胸骨柄与体部交界处或胸骨体部。胸骨旁多根肋软骨骨折，可能发生胸骨浮动，导致连枷胸。胸骨骨折容易合并钝性心脏损伤，气管、支气管和胸内大血管及其分支损伤。

一、临床表现

胸骨骨折患者有明显胸痛、咳嗽，呼吸和变动体位时疼痛加重，伴有呼吸浅快、咳嗽无力和呼吸道分泌物增多等。胸骨骨折部位可见畸形，局部有明显压痛。骨折断端移位通常为骨折下断端向前、上断端向后、两者重叠。侧位和斜位 X 线片可发现胸骨骨折断裂线。

二、治疗

胸骨骨折需高度警惕与密切观察是否存在隐匿的钝性心肌挫伤，防治可能致死的并发症，如心律失常、心力衰竭。

断端移位的胸骨骨折应在全身情况稳定的基础上，尽早复位。一般可在局部麻醉下采用胸椎过伸、挺胸、双臂上举的体位，借助手法将在上方的骨折端向下加压复位。手法复位勿用暴力，以免产生合并伤。骨折断端重叠明显、手法复位困难，或存在胸骨浮动的患者，需在全麻情况下进行手术复位。在骨折断端附近钻孔，用不锈钢丝等予以固定。

第三节 气胸

胸膜腔内积气称为气胸。多由于肺组织、气管、支气管、食管破裂，空气逸入胸膜腔，或因胸壁伤口穿破胸膜，外界空气进入胸膜腔所致。根据胸膜腔压力情况，气胸可以分为闭合性气胸、开放性气胸和张力性气胸等三类。游离胸膜腔内积气都位于不同体位时的胸腔上部，当胸膜腔因炎症、手术等原因发生粘连，胸腔积气则会局限于某些区域，出现局限性气胸。

一、闭合性气胸

胸膜腔内压仍低于大气压。胸膜腔积气量决定伤侧肺萎陷的程度。伤侧肺萎陷使肺呼吸面积减少、将影响肺通气和换气功能，通气血流比例也失衡。伤侧胸内负压减少可引起纵隔向健侧移位。根据胸膜腔内积气的量与速度，轻度患者可无明显症状，重者有呼吸困难。体检可能发现伤侧胸廓饱满，呼吸活动度降低，气管向健侧移位，伤侧胸部叩诊呈鼓音，呼吸音降低。胸部 X 线检查可显示不同程度的胸膜腔积气和肺萎陷，伴有胸腔积液时可见液平面；但其显示的胸内积气征象，往往比实际气胸量程度轻。一旦确定气胸，需积极进行胸膜腔穿刺术，或闭式胸腔引流术，尽早排出胸膜腔积气，促使肺早期膨胀。

二、开放性气胸

患开放性气胸时外界空气随呼吸经胸壁缺损处自由进出胸膜腔。呼吸困难的严重程度与胸壁缺损的大小密切相关，胸壁缺损直径长于 3 cm 时，胸膜腔内压与大气压相等。由于伤侧胸膜腔内压显著高于健侧，纵隔向健侧移位，使健侧肺扩张也明显受限。呼气、吸气时，两侧胸膜腔压力出现周期性不均等变化，吸气时纵隔移向健侧，呼气时又回移向伤侧。这种纵隔扑动和移位会影响腔静脉回心血流，引起循环障碍。

（1）临床表现

主要为明显呼吸困难、鼻翼扇动、口唇发绀、颈静脉怒张。伤侧胸壁有随气体进出胸腔发出吸吮样声音的伤口，称为吸吮伤口。气管向健侧移位、伤侧胸部叩诊时鼓音、呼吸音消失以及严重者伴有休克。胸部 X 线片显示伤侧胸腔大量积气、肺萎陷以及纵隔移向健侧。

（2）急救处理要点

将开放性气胸立即变为闭合性气胸，赢得时间，并迅速转送。使用无菌敷料或清洁器材制作不透气敷料和压迫物，在伤员用力呼气末封盖吸吮伤口，并加压包扎。转运途中如伤员呼吸困难加重，应在呼气时开放密闭敷料，排出高压气体后再封闭伤口。

（3）医院的急诊处理

给氧，补充血容量，纠正休克；清创、缝合胸壁伤口，并做闭式胸腔引流；给予抗生素，鼓励患者咳嗽排痰，预防感染；如疑有胸腔内脏器严重损伤或进行性出血，应开胸探查。

（4）闭式胸腔引流术的适应证

①中量、大量气胸，开放性气胸、张力性气胸。②胸腔穿刺术治疗下肺无法复张者。③需使用机械通气或人工通气的气胸或血气胸者。④拔除胸腔引流管后气胸或血胸复发者。

（5）剖胸手术要点

根据临床诊断确定插管的部位，气胸引流一般在前胸壁锁骨中线第 2 肋间隙；血胸则在腋中线与腋后线间第 6 肋或第 7 肋间隙。取半卧位，消毒后在胸壁全层做局部及浸润麻醉，切开皮肤，钝性分离肌层，经肋骨上缘置入带侧孔的胸腔引流管。引流管的侧孔应深入胸腔内 2 ～ 3 cm。引流管外接闭式引流装置，保证胸腔内气体、液体克服 3 ～ 4 cm H_2O 的压力能通畅引流出胸腔，而外界空气、液体不会吸入胸腔。术后经常挤压引流管以保持管腔通畅，定时记录引流液量。引流后肺复张良好，已无气体和液体排出，可在患者深吸气后屏气时拔除引流管，并封闭伤口。

三、张力性气胸

气管、支气管或肺损伤处形成单向活瓣，气体随每次吸气进入胸膜腔并积累增多，导致胸膜腔压力高于大气压，又称为高压性气胸。伤侧肺严重萎陷，纵隔显著向健侧移位，健侧肺受压，导致腔静脉回流障碍。由于胸膜腔内压高于大气压，使气体经支气管、气管周围疏松结缔组织或壁层胸膜裂伤处进入纵隔或胸壁软组织，形成纵隔气肿或面、颈、胸部的皮下气肿。气胸患者表现为严重或极度呼吸困难、烦躁、意识障碍、大汗淋漓、发绀。气管明显移向健侧，颈静脉怒张，多有皮下气肿。伤侧胸部饱满；叩诊呈鼓音；听诊呼吸音消失。胸部 X 线检查显示胸腔严重积气。肺完全萎陷、纵隔移位，并有纵隔气肿和皮下气肿征象。胸腔穿刺时高压气体可将针芯向外推移。不少患者有脉搏细快、血压降低等循环障碍表现。

张力性气胸是可迅速致死的危急重症疾病。院前或院内急救需迅速使用粗针头穿刺胸膜腔减压，在发生紧急情况时可在针柄部外接剪有小口的柔软塑料袋、气球或避孕套等，使胸腔内高压气体易于排出，避免外界空气进入胸腔。进一步处理应安置闭式胸腔引流，使用抗生素预防感染。闭式引流装置的排气孔外接可调节恒定负压的吸引装置，可加快气体排出，促使肺复张。待漏气停止 24 小时后，X 线检查证实肺已复张，方可拔除胸腔引流管。持续漏气而肺难以复张时，需考虑开胸手术探查或电视胸腔镜手术探查。

第四节　血胸

胸膜腔积血称为血胸，与气胸同时存在时称为血气胸。胸腔内任何组织结构损伤出血均可导致血胸。体循环动脉、心脏或肺门部大血管损伤可导致大量血胸，其压迫伤侧肺，推移纵隔挤压健侧肺，影响肺扩张及呼吸功能。由于血容量丢失，胸腔负压减少和纵隔推移所致腔静脉扭曲，阻碍静脉血回流，都会影响循环功能。当胸腔内迅速积聚大量血液，超过肺、心包和膈肌运动所起的去纤维蛋白作用时，胸腔内积血发生凝固，形成凝固性血胸。凝血块机化后形成纤维板，限制肺与胸廓活动，损害呼吸功能。血液是良好的培养基，经伤口或肺破裂口侵入的细菌，会在积血中迅速滋生繁殖，引起感染性血胸，最终导致脓血胸。持续大量出血所致胸膜腔积血称为进行性血胸。受伤一段时间后，因活动致肋骨骨折处的断端移位，刺破肋间血管或血管破裂处血凝块脱落而出现的胸腔内积血，称为迟发性血胸。

一、临床表现

与出血量、速度和个人体质有关。一般而言，成人血胸量少于 500 mL 为少量血胸；0.5 ～ 1 L 为中量血胸；超出 1 L 为大量血胸。伤员会出现不同程度的面色苍白、脉搏细速、血压下降和末梢血管充盈不良等低血容量性休克表现；并伴有呼吸急促、肋间隙饱满、气管向健侧移位、伤侧叩诊浊音以及呼吸音减低等表现。

二、诊断

立位胸部 X 线片可发现 200 mL 以上的血胸，卧位时胸腔积血达到或超出 1 L 也容易被忽略。B 超、CT 检查对血胸诊断很有帮助。胸膜腔穿刺抽出未凝固的血可明确诊断。

（1）进行性血胸的诊断

①持续脉搏加快、血压降低，经补充血容量后血压仍不稳定。②闭式胸腔引流量每小时超过 200 mL，持续 3 h。③血红蛋白量、红细胞计数和血细胞比容进行性降低。引流胸腔积血的血红蛋白量和红细胞计数与周围血相接近。

（2）感染性血胸的诊断

①有畏寒、高热等感染的全身表现。②抽出胸腔积血 1 mL，加入 5 mL 蒸馏水，无感染呈淡红色透明状，出现混浊或絮状物提示感染。③胸腔积血无感染时红细胞计数 / 白细胞计数比例应与周围血相似，即 500 : 1，感染时白细胞计数明显增加，比例达 100 : 1。④积血涂片和细菌培养发现致病菌。当闭式胸腔引流量减少，而体格检查和影像学检查发现血胸仍存在时，应考虑凝固性血胸。

三、治疗

非进行性血胸可根据积血量多少，采用胸腔穿刺或闭式胸腔引流术治疗。原则上应及时排出积血，促使肺复张，改善呼吸功能，并使用抗生素预防感染。由于血胸持续存在会增加发生凝固性血胸或感染性血胸的可能性，因此闭式胸腔引流术的指征应放宽。进行性血胸应及时行开胸探查手术。凝固性血胸应尽早手术，清除血块，剥除胸膜表面血凝块机化而形成的包膜。感染性血胸应保证胸腔引流通畅，排尽积血、积脓；若无明显效果或肺复张不良，应尽早手术清除感染性积血，剥离脓性纤维膜。近年来电视胸腔镜已广泛应用于凝固性血胸、感染性血胸的处理，具有手术创伤小、疗效确切、术后患者恢复快等优点。

第七章 胸壁疾病诊疗

第一节 胸壁畸形

胸壁畸形多为先天性疾病，常见的肋骨发育畸形，表现为肋骨分叉、融合、数目增多或减少，也有由于一侧肋骨发育障碍致胸壁不对称等畸形。除颈肋引起胸腔出口综合征外，其余肋骨畸形多无症状，不需要治疗。胸骨畸形可造成胸腔容量改变，引起一系列病理生理改变，一般要求尽早矫正。

一、漏斗胸

（一）概述

漏斗胸为最常见的先天性胸骨畸形，约占胸壁畸形发病率的85%，是胸廓全体发生变形的一种畸形。为胸骨向下凹陷，与其相连的肋软骨也随之向背侧凹陷，多从第3肋软骨开始到第7肋软骨，在胸骨剑突上为凹陷的最低点。严重者胸骨最深凹陷可触及脊柱，剑突的前端向前方翘起，肋弓部向外突出，形成船样或漏斗样畸形。漏斗胸的凹陷范围大小各异，较大者向上可达上胸部，胸骨柄由前上向后下倾斜。按照外形可将漏斗胸分为左右对称性凹陷和不对称性凹陷两种。漏斗胸压迫心脏和肺脏多向左侧胸腔移位。漏斗胸的发病率在1/400～1/300之间，但有地区差异性；男性较女性更易发病，比例为4：1。86%的漏斗胸患者在出生时及1岁内即可发现，仅不到5%的患者到青春期后被发现。畸形的发展呈进行性加重，可导致胸腔容积减小，影响呼吸循环系统的功能，可最终死于肺部并发症。

（二）病因病机

目前，漏斗胸发病机制仍没有定论，有关的病因学包括以下几种：

①多认为漏斗胸是由于下胸部的肋骨和肋软骨生长发育过度，挤压胸骨移位代偿性向后移位所致。

②有研究人员认为是由膈肌发育异常，引发膈肌中心腱缩短和膈肌功能性异常所致，但膈肌发育异常理论尚未得到充分证实。

③呼吸道梗阻使得患儿出现吸气性呼吸困难而用力吸气，呼吸肌牵拉胸壁向后运动，长时间就会形成漏斗胸。

④遗传因素导致。45%的漏斗胸患儿有家族史，属伴性显性遗传。

⑤其他因素还有骨碱性磷酸酶降低；微量元素缺乏，特别是钙、磷、维生素D等。

（三）病理

实际上，漏斗胸是胸骨体及其剑突的畸形，胸骨体纵轴和横轴均向后方凹陷，双侧肋软骨由于生长过长，也随之从一侧乳头线到另一侧乳头线，以对称或不对称的各种深度向后弯曲。如有胸骨旋转，多弯向右侧，影响右侧乳腺发育比左侧差。虽然漏斗胸为一极深的胸骨中央凹陷，其最深点多在剑突稍上部位，最严重时胸骨内面可接触胸椎内面，将心脏推向左胸腔，漏斗深处可放入患者的拳头，甚至可容纳500 mL液体，但是左、右侧胸腔的前后径通常正常。另一种漏斗胸畸形是从一侧乳头线到另一侧乳头线为浅而宽的盘状凹陷，向后凹陷不深，但占据较多的胸腔空间。心脏可无移位，只是受压抵达脊椎腹面。畸形的胸骨及其肋软骨凹陷入胸腔内的实际体积比中央凹陷畸形更多，因此，可引发更为严重的病理生理改变。

由于心脏左移或前后径受压变小，X线胸片显示心脏右侧部有一明显的放射线半透明区，胸部CT及心血管造影显示右心受压及右心室流出道受阻。此类患者在直立运动时，不能增加心排血量，严重影响患者的运动量及耐力。心导管检查右心室压力，可发现舒张期斜坡或平坦，类似缩窄性心包炎的指征。漏斗胸患者可合并左肺发育不良或缺如，也可合并左侧缺肢畸形。

（四）临床表现

婴儿期漏斗胸压迫症状较轻者常未被注意。有些患儿虽有吸气性喘鸣和胸骨吸入性凹陷，但常未能检查出呼吸道阻塞的原因。患儿常体形瘦弱，不好动，易患呼吸道感染，活动能力受到限制。用力呼气量和最大通气量明显减少。活动时出现心慌、气短和呼吸困难。体征除胸廓畸形外，常有轻度驼背、腹部凸出等特殊体型特征。

胸骨体（特别是剑突根部）及其相应的两侧第3～6肋软骨向内凹陷，致使前胸壁状似漏斗，心脏受压移位，肺也因胸廓畸形而运动受限，影响患儿的心肺功能。患儿活动后心悸气促，常发生上呼吸道和肺部感染，甚至发生心力衰竭。

症状在 3 岁以后逐渐明显，凹胸、凸肚、消瘦、发育差。漏斗胸常是先天性畸形，累及患儿有不良影响，应积极治疗。漏斗胸是胸骨、肋软骨及一部分肋骨向脊柱凹陷形成漏斗状的一种畸形，绝大多数漏斗胸的胸骨从第 2 或第 3 肋软骨水平开始向后，到剑突稍上一点处为最低点，再返向前形成一船样畸形。两侧或外侧，向内凹陷变形，形成漏斗胸的两侧壁。漏斗胸的肋骨走行斜度较正常人大，肋骨由后上方急骤向前下方凹陷，使前后变近，严重时胸骨最深凹陷处可以抵达脊髓。

年龄小的漏斗胸患者畸形往往是对称性凹陷，随着年龄的增长，漏斗胸畸形逐渐变得不对称，胸骨往往向右侧旋转，右侧肋软骨的凹陷往往较左侧深，右侧乳腺发育较左侧差。后胸部多为平背或圆背，脊柱侧弯随年龄逐渐加重，年龄小时不易出现脊柱侧弯，青春期以后患者的脊柱侧弯较明显。漏斗胸畸形压迫心肺，心脏多数向左侧胸腔移位。患儿往往表现为一种独特的虚弱姿势：颈向前伸、圆形削肩、罐状腹、胸骨体剑突交界处凹陷最深。此外，患儿往往有家族倾向或伴有先天性心脏病。

（五）诊断

依据胸部 X 线前后位像，漏斗胸采用下列评定方法：

1. 漏斗胸指数

漏斗胸指数 $= a \times b \times c / A \times B \times C$，当其大于 0.2，即有手术指征。

a 即漏斗胸凹陷外口纵径长度；A 即后前位胸片上胸骨长度。

b 即漏斗胸凹陷外口横径长度；B 即后前位胸片上胸部横径。

c 即漏斗胸凹陷外口水平线至凹陷最深处长度；C 即侧位胸片上胸骨角水平后缘与椎前缘间距。

2. 胸脊间距

根据胸部侧位片所得胸骨凹陷后缘与脊椎前缘间距，当此距离大于 7 cm 为轻度，5 ～ 7 cm 为中度，小于 5 cm 为重度漏斗胸。

（六）治疗

1. 治疗原则

漏斗胸已影响心肺功能及有精神负担的患者，应行手术治疗。漏斗胸指数大于 0.2 应考虑手术。

2. 术前准备

①胸部 X 线、CT 检查，了解畸形程度；肺功能检查，心电图、超声心动图了解心肺功能状态。

②伴有肺炎、支气管炎或者支气管哮喘的患者术前进行解痉，氧疗和抗生素控制肺部感染。

③年龄较大的患儿思想顾虑较重，主要表现在对手术、麻醉的恐惧，应进行术前心理护理。

④因胸骨压迫心、肺、食管，部分漏斗胸患儿发育迟缓，体质瘦弱，易发生呼吸道感染，进食后有食物反流现象。需指导患儿行高蛋白、高热量、高维生素饮食。必要时静脉输液，补充能量、维生素，应用抗生素和止血药物。

⑤根据气温变化增减衣服，防止受凉感冒。需指导患儿练习有效咳嗽、咳痰和腹式呼吸，练习床上大小便。

3. 治疗方案

（1）非手术治疗

对于 3 岁以前的患儿有假性漏斗胸，畸形有自然矫正的可能。对于无呼吸循环症状，无精神负担者，可不手术。

（2）手术治疗

①手术指征。

a. 有呼吸循环症状，发育受影响，易发生疲劳倦怠者；b. 有轻度呼吸循环症状，胸廓变形较重，精神上压力较大者应手术；c. 漏斗胸指数大于 0.2 的需手术；d. 美容上考虑矫形者。

②手术禁忌证。

脊柱侧弯明显应为手术禁忌，因为此患儿多伴有不对称性肋软骨下陷畸形，术后脊柱侧弯加重，心肺功能恶化。相对禁忌证称为漏斗胸合并 Marfan 综合征，虽手术复发率高，但手术是安全和有效的。

③手术时机。

手术时机的选择尚有争论，多数专家认为在 3 ～ 10 岁手术为宜；也有研究人员主张，只要看到明显的畸形，无论年龄大小都应立即手术，而不应该等到有严重的临床症状以后再手术；年龄越小，治疗效果越好，需要手术的范围越小。婴幼儿手术时很少需要输血，也很少需要切除肋骨和软骨关节以外的部分，较大年龄的患者往往需切除骨质肋并输血。

④手术方法。

漏斗胸手术方法很多，大致分为胸骨翻转术和胸骨抬举术两大类。

一是胸骨翻转术。a. 带上、下血管蒂胸骨翻转术。即胸腹部正中皮肤切口将两侧胸大肌分别向外侧游离，显露凹陷的胸骨、两侧畸形的肋骨及肋软骨，并沿腹直肌外缘游离腹直肌至脐水平。切开肋弓下缘，用手指游离胸骨及两侧肋软骨内面的胸膜，直至凹陷畸形的外侧。自畸形肋软骨的两侧起始部切断第 7 ～ 第 3 肋软骨及肋间肌，在第 2 肋间水平分离出两侧的胸廓内动静脉，并向上、下各游离出 4 ～ 5 cm。用线锯在此水平横断胸骨，使凹陷的胸骨和两侧肋软骨完全游离，然后将胸骨板及肋软骨带着胸廓内动静脉及腹直肌均呈十字交叉状态。翻转后的胸骨原来最凹陷处变成最突出的部分，可以适当加以修剪，使胸骨变平整。用不锈钢丝缝合胸骨横行断端，并用涤纶线缝合相应的每一根肋软骨断端及肋间肌，缝合时切除过长的肋软骨，使翻转后的胸骨肋软骨板能够契合固定在原来的位置，固定后在胸骨后放置闭式引流管；缝合胸大肌、皮下组织和皮肤。本术中不切断胸廓内动静脉和腹直肌，胸骨的血液循环能够保持正常，确保了术后胸骨的正常成长发育，只要术中将胸廓内动静脉充分游离 4 ～ 5 cm，手术翻转时一般不会遇到任何困难，胸廓内动静脉及腹直肌虽然呈十字形交叉，但动脉搏动有力，静脉不会淤滞。手术后胸壁稳定，无反常呼吸，患者可以早日下地活动，畸形纠正效果满意。个别患者术后 2 ～ 3 个月后出现上胸部横断胸骨处轻度局限凹陷，有研究人员主张用胸骨牵引架进行牵引，可以纠正上述缺陷。b. 带腹直肌蒂胸骨翻转术。此法与带上、下血管蒂胸骨翻转术的不同在于本法切断胸廓内动静脉，只保留腹直肌蒂作为血液供应的来源。手术操作与前法基本相同，只是在横断胸骨时先结扎切断胸廓内动静脉，然后再横断胸骨，将胸骨及肋软肌板带着腹直肌蒂翻转 180°，修整变形的胸骨板后缝合固定在原来的位置。c. 无蒂胸肌翻转术（和田法）。采用胸骨正中或双侧乳腺下横切口，游离胸大肌和腹直肌，显露畸形的胸骨、肋软骨和肋骨。从畸形开始凹陷的部位稍骨侧自肋弓开始向上依次切开两侧肋软骨骨膜，切断肋软骨，并将肋软骨和胸肌自骨膜内剥出。在胸骨向下凹陷的上一肋间处横断胸骨，完整并剪除可能附着的部分肋间肌和软组织等。用抗生素溶液冲洗后，用钢丝将翻转 180° 的胸骨板固定在胸骨柄处，剪除过长的肋软骨，然后用涤纶线缝合固定在相应的肋骨部位，缝合肌肉及皮肤。

二是胸骨抬举术。a. 肋骨成形术。单侧较深而不涉及胸骨的漏斗胸，可以行肋骨成形术。方法是从胸骨中线向患侧作一曲线切口，在肋软骨骨膜和肋骨骨膜下解剖畸形的肋软骨和肋骨。做多个横行切口纠正畸形后，将肋软骨向上拉向胸骨，用缝线将肋软骨缝在胸骨前，最后缝合皮肤。这种手术简单，适合于较轻的漏斗胸。b.胸骨抬高术。即将畸形的全长肋软骨（第3～第6肋软骨），自肋软骨骨膜下切除，使胸骨自第2肋骨以下完全游离。在胸骨的上端相当于第2肋骨水平的胸骨板作横行截骨，在截骨处钳入肋软骨片，并缝合固定，使胸骨抬起。接着将第2肋软骨由内前向外后斜行切断，将肋软骨的内侧端重叠在肋软骨的外侧端上缝合固定，即三点固定法。最后将肋间肌和腹直肌分别缝合在胸骨上，并缝合皮肤。这种方法术后可能出现反常呼吸，有案例用金属针或金属板加强固定，可以避免术后反常呼吸及术后胸骨再度塌陷。此法的缺点是需要再次手术取出固定金属材料，因此并不推荐。c.胸骨肋骨抬高术。此法特别适用于肋软骨和肋骨骨质都比较柔韧的较年轻的患者。胸骨正中切开皮肤后，显露凹陷的胸骨及肋软骨，在肋软骨骨膜下将肋骨游离出来，在接近胸骨处切断第3～第7肋软骨，并将各肋间肌向侧方切开，使肋骨及肋软骨前端具有充分的游离性。将肋软骨腹面作多处横行楔状切除，使肋软骨向上抬起，恢复到正常的走行位置。剪除过长的肋软骨，用涤纶线将相应的肋软骨断端缝合，使胸廓的前后径加大接近正常形态，两侧肋软骨向上牵拉的合力将凹陷的胸骨向上抬起，故称胸骨肋骨抬高术。

二、鸡胸

（一）概述

鸡胸亦称鸽胸，即胸骨向前突起，两侧肋软骨下陷的胸壁畸形，可分为对称性和不对称性两种，只有20%合并脊柱侧弯。鸡胸是一种进行性畸形，常在青春期突然加重。鸡胸远较漏斗胸少见，两者发生率之比在1∶10～1∶6之间。病因不清，可能与遗传有关，肋软骨过度增生，迫使胸骨向前隆起。鸡胸的胸廓能压迫心脏和引起胸腔容积下降，影响患者的心肺功能。

（二）临床表现

根据临床表现鸡胸可以分为以下3种。①Ⅰ型：最常见，胸骨中下1/3交界处向前凸出，剑突指向脊柱。第4～第8肋软骨或其相连的肋骨前端亦向内弯曲，使胸骨前凸更加明显。②Ⅱ型：胸骨柄及上部肋软骨向前凸起，胸骨体及下部肋软骨向内凹陷，剑突指向前面，胸骨的纵断面大致呈"Z"形，又称凸胸鸽胸。③Ⅲ型：一侧有几个肋软骨凸起，胸骨无前凸，而是沿纵轴向健侧旋转，对侧相应肋软骨向内凹陷，本型也称漏斗胸的亚型。

胸骨前凸畸形虽程度不一，但引起心肺受压的症状一般较少。轻者无生理功能的影响，亦可无临床症状。重者可引起通气功能受限、肺顺应性下降、肺气肿渐加重、易疲劳、反复呼吸道感染以及支气管哮喘等。鸡胸还可增加患儿精神、心理负担。

（三）治疗

鸡胸轻者对心肺功能无影响，亦无临床症状，不需手术治疗；鸡胸重者，可导致胸腔正常空间改变及胸廓活动受限而影响心肺功能，患者精神负担多较重，因此需手术治疗。常用的手术矫正方法有胸骨翻转法和胸骨沉降法两种。胸骨翻转法又分为带上、下血管蒂的胸骨翻转术和带腹直肌蒂的胸骨翻转术两种。目前通过类似 Nuss 手术的微创方法矫正鸡胸已开始在临床应用，治疗效果良好，而且创伤小，矫正后的胸廓更直观。

第二节　肋软骨炎

肋软骨炎是胸外科门诊常见疾病之一，分为化脓性肋软骨炎和非化脓性肋软骨炎两种。化脓性肋软骨炎又分为原发性和继发性。根据是否伴有肋软骨肿胀，非化脓性肋软骨炎分为单纯肋软骨炎和 Tietze 综合征，后者在临床上最常见。

一、非化脓性肋软骨炎

1921 年，Tietze 首先报道并定义 Tietze 综合征，为肋软骨与胸（肋）骨交界处不明原因的非化脓性肋软骨炎性病变，是一种表现为局限性疼痛伴肿胀的自限性疾病。临床常见的肋软骨炎即 Tietze 综合征。肋软骨炎多见于 20～30 岁及 40～50 岁两个年龄段患者，左、右侧发病率无异，70%～80% 为单侧单发病变，无显著性别倾向，国内文献报道女性多见。

（一）病因病理

肋软骨炎发病原因不明，有以下假说：①目前多数研究人员认为，与肋软骨膜微小创伤以及胸肋关节韧带局部应力异常造成劳损有关。②与上呼吸道病毒感染有关。③可能与免疫或内分泌异常引起肋软骨营养障碍有关。病理学检查显示，肋软骨呈良性膨胀性增生，细胞体积增大，软骨膜纤维增厚，血管过度生成。软骨膜在损伤后的修复过程中，软骨细胞大量增生，软骨膜纤维增厚，致软骨膜与骨膜粘连、硬化，肋软骨应力平衡失调，骨膜张力增高，牵扯、刺激肋软骨膜表面肋间神经的前皮支神经末梢，从而产生持续且定位明确的疼痛。

（二）临床表现

虽然各个肋软骨均可发病，但是最多发生在胸骨旁第 2 ～ 第 4 肋软骨与肋骨交接处，偶亦可见于肋弓。轻者仅感轻度胸闷，前胸疼痛多为钝痛、隐痛，偶伴刺样痛。疼痛点固定不变，咳嗽、深呼吸、扩展胸壁等胸廓过度活动可使疼痛加重。严重者肩臂惧动，甚或累及上半侧躯体。病程虽长短不一，多在 3 ～ 4 周自行痊愈，但部分患者可反复发作，迁延数月甚至数年。体格检查可见受累肋软骨局部肿胀隆起，质硬，表面光滑而边界不清，基底固定，虽局部压痛明显，但无皮肤红、热征象，挤压胸廓时疼痛加剧。累及多根肋软骨时，可呈"串珠状"畸形。

（三）诊断

辅助检查包括血象和血沉均无异常改变，胸部 X 线检查因肋软骨不显影也无阳性发现。CT 检查虽可清楚地显示肋软骨肿胀及软骨骨化，但不能显示软骨骨膜下活动性炎症。MRI 检查能够显示骨、软骨、滑膜及骨髓的活动性炎性改变，其特异性和敏感性均较高。有研究人员提出 B 超检查能显示 X 线不能显示的肋软骨肿胀及结构改变，避免 CT 容积效应及体位影响而出现的假阳性或假阴性，且容易双侧对比，准确观察肿胀变化，可作为本病筛选检查的首选方式。因为肋软骨炎是一种常见的良性疾病，详细询问病史，认真查体及简便必要的辅助检查，在排除其他疾病后，根据临床表现和体征就可以明确诊断，所以临床医生很少采用 MRI、超声波或放射性核素骨显像等复杂检查。

（四）治疗方法

（1）保守治疗

①对症治疗，主要是阿司匹林或其他非甾体类镇痛抗炎药。②疼痛明显、对症治疗欠佳，可于肿胀软骨骨膜注射长效类固醇激素局部封闭治疗。③其他治疗，包括热敷、超声波、低剂量激光、磁疗以及紫外线照射等物理治疗，目的是消炎消肿、减轻神经末梢刺激、促进血液循环以及改善局部营养。抗感染治疗对肋软骨炎无效。④中医认为本病属"胸痹、胁痛"范畴，机制为情志不畅、肝

郁气滞、风邪侵袭、痹阻经络、气虚血瘀。治疗以疏肝解郁、理气健脾、补气活血、消肿散瘀止痛为主，如柴胡疏肝散、复元活血汤、补阳还五汤、逍遥散结汤等，可缓解疼痛，但治愈率较低，常反复发作，对肋软骨肿大增粗无作用。

（2）手术治疗

少数非手术治疗无效，反复发作，肋软骨肿大明显且症状严重，不能排除恶性病变，只有进行病变肋软骨切除才能治愈。传统手术方法为骨膜内肋软骨切除，注意只要求将肿大增粗的肋软骨切除，保留骨膜及胸壁其他组织，切除肋软骨时勿损伤胸廓内动静脉。闭合性微创手术方法有十字形切开肿大肋软骨之上的骨膜或刺孔减压术，因肋软骨膜松弛而解除对神经末梢的牵张刺激，使疼痛缓解。锁骨下区为颈胸星状神经节支配，持续疼痛刺激传入可导致局部缺血而加重疼痛，偶尔可行星状神经节阻滞以控制疼痛，并缓解局部缺血。

二、化脓性肋软骨炎

化脓性肋软骨炎是一种少见的外科感染，分为原发性和继发性。前者多为血源性感染，病原菌多为结核分枝杆菌、伤寒、副伤寒杆菌、铜绿假单胞菌、葡萄球菌、链球菌、大肠杆菌、肺炎球菌等。文献报道继发性居多，为胸外科少见且严重的术后并发症。

（一）病因

化脓性肋软骨炎多数因手术创伤所致。术野暴露时间过长，组织干燥，细菌污染，过度牵拉胸骨，钢丝固定或术中操作损伤骨膜，均可能破坏肋软骨血供，尤其某些手术切断肋软骨断端裸露。此外，术区渗血引流不畅，电灼造成组织坏死，骨蜡、钢丝等异物存留等也可增加炎症感染的风险。

（二）病理

组织学上肋软骨是肋骨与胸骨之间的连接，系透明软骨，由软骨细胞和基质组成，自身无血管，肋软骨膜是唯一的血供。损伤软骨膜和感染使肋软骨骨膜游离，肋软骨丧失血供，发生肋软骨无菌性坏死或继发感染，受感染的软骨坏死崩解过程较慢，感染病变不能通过吸收而消退，最终感染坏死的肋软骨形成死骨，成为异物。疼痛可能因脓液聚集，软骨膜内压力增高刺激软骨膜神经所致。肋软骨出现退行性病变后钙盐沉积、水分减少、基质流失、表面皲裂更易被细菌侵袭。因解剖学特点，第1～第4肋软骨单独存在，感染较少向邻近肋软骨蔓延。

第 5～第 10 肋软骨互相连接形成肋弓，并借助剑突与对侧相连，感染可蔓延至同侧和对侧多根肋软骨。因感染缺血坏死的肋软骨表面不光滑，呈虫蚀样改变或变细呈鼠尾状，周围有脓液及肉芽组织形成。累及范围分为三型：Ⅰ型为单一肋软骨感染，Ⅱ型为一侧多根肋软骨感染，Ⅲ型为双侧多发肋软骨感染。

（三）临床表现及诊断

前胸壁固定性、持续性胀痛，不能自行缓解，拒绝触诊，如累及胸锁关节，则上肢运动受限。重者因惧怕疼痛而不敢深呼吸、咳嗽，容易引起肺部感染。全身症状较轻，体温可正常，局部皮肤可有或无红肿，触诊局部质地硬韧伴明显压痛是最常见体征，后期可有波动感及窦道形成，感染可迁延数周甚至数月不愈。穿刺抽液细菌培养多提示条件致病菌，病情发展缓慢，局部反应轻重不一，不易早期确诊，临床怀疑可行 B 超、CT、MRI、骨扫描等检查。

（四）治疗

1. 治疗原则

疾病早期，诊断明确，先行保守治疗，采用针对性抗生素有效控制感染。镇痛药及理疗、封闭治疗无效。因肋软骨血供特殊，抗感染能力弱，至疾病后期可形成局限性感染灶，抗生素治疗效果不佳，此时处理原则是手术彻底清除病变肋软骨。未能有效控制的感染灶可致全身扩散，出现致命性血行感染、纵隔感染及胸膜腔感染。术前可外敷金黄散，形成窦道者给予祛腐生肌膏，促进坏死及脓性分泌物尽早脱落，创面肉芽组织生长，减轻炎症反应及疼痛，促进炎症局限，为手术创造条件。

2. 手术要点

①广泛切除感染和坏死的肋软骨及相连的少许健康肋软骨，肋弓、剑突、胸骨的受累部位也要彻底切除，用过氧化氢溶液、生理盐水、甲硝唑溶液彻底冲洗创面，可一期缝合。

②术中仔细止血，置放有效引流并保持通畅，术后加压包扎，使创面贴合紧密，防止积液。

③术后根据细菌培养结果选择敏感的抗生素，应用 1～2 周。有研究人员认为，对于严重广泛化脓性肋软骨炎，第 5 肋以上需将胸骨旁至与肋骨连接处之间的肋软骨整段切除，第 5 肋骨以下因肋软骨互相连接，需广泛切除整个肋弓，缝合外侧部分切口，中央部分开放引流，由肉芽组织填充二期愈合。也有研究人

员不同意扩大清除，因肋软骨切除过多会影响胸壁稳定性，推荐自正常肋软骨
1～2 cm 处切除病变软骨即可。术后复发的主要原因是对病变范围估计不足、切
除不彻底。

④注意术中勿损伤胸廓内动静脉。若切除双侧肋弓可产生胸廓变形，影响
术后呼吸功能，严重时可造成呼吸衰竭，术后应加强呼吸道管理，并适当固定
胸廓。

⑤清创肋软骨切除术后有可能发生残端肋骨骨髓炎，病程迁延数日不愈，需
反复手术。

⑥胸大肌及腹直肌血运良好，抗感染能力强，可以转移此肌瓣填充清创后的
组织缺损，尤其适于累及胸锁关节、部分锁骨切除者。

第三节　胸壁结核

一、概述

胸壁结核为最常见的胸壁疾病，指胸壁软组织、肋骨、肋软骨或胸骨因结核
分枝杆菌感染而形成的脓肿或者慢性窦道。多继发于肺结核、纵隔淋巴结核和胸
膜结核，直接由原发肋骨或胸骨结核性骨髓炎而形成的非常少见。病变多见于胸
前壁，胸侧壁次之，脊柱旁更少。多发于青、中年，常见于 20～40 岁，年老体
弱者亦可发生。有时胸壁结核和原发灶可同时存在。虽然不是致命的疾病，但病
程长，脓肿溃破形成窦道不易愈合，如诊治不当则长期不愈，反复发作，甚至致
残。因此，应积极治疗。

二、病因

胸壁结核多继发于肺结核或胸膜结核。结核分枝杆菌主要通过以下途径侵及
胸壁。

①淋巴途径：肺或胸膜结核通过胸膜粘连部的淋巴管，转移至胸骨旁肋间和
胸椎旁淋巴结，进一步穿透肋间组织，在胸壁软组织中形成结核性脓肿，是发生
胸壁结核最常见的一种感染方式。

②直接蔓延：由表浅的胸膜或肺结核灶经过胸膜的粘连部直接扩散到胸壁的
各层组织内，发生干酪样病变。手术中可见胸壁的结核灶直接与肺的结核病变相
通，或者窦道与包裹性结核胸膜炎相连。

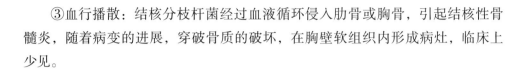

③血行播散：结核分枝杆菌经过血液循环侵入肋骨或胸骨，引起结核性骨髓炎，随着病变的进展，穿破骨质的破坏，在胸壁软组织内形成病灶，临床上少见。

三、病理

胸壁结核与原发结核灶可同时存在，原发结核灶也可能成为陈旧病灶，如继发于结核性胸膜炎，胸膜炎可能已痊愈或仅留下胸膜增厚改变。胸壁结核好发于腋后线前方的第3～第7肋骨部，结核病灶常穿透肋间肌，在肋间肌里、外各形成一个脓腔，中间有窦道相通呈哑铃状；有的脓腔经数条不规则的窦道通向四方，并在其远端形成小的脓腔；有的窦道可途经2～3根肋骨下方延伸至较远部位，形成胸部的广泛病灶。由于重力坠积作用，发生于后胸壁的结核，脓液可向下、向外流注而表现为侧胸壁或脊柱旁脓肿；发生于前胸壁者，则可出现上腹壁脓肿。脓肿如有继发感染，则可自行破溃，也可因穿刺或切开引流形成经久不愈的窦道。

四、临床表现

胸壁结核多无明显的全身症状。若原发结核病变尚有活动，可有低热、乏力、盗汗及消瘦等症状。大多数患者只有局部无红、肿、痛的脓肿，故谓之冷脓肿；合并化脓菌感染时，可出现急性炎症的局部表现及全身反应；脓肿穿破皮肤将形成经久不愈的慢性窦道，排出稀薄、混浊、无臭味的脓液时，可伴有干酪样物质。

五、诊断

胸壁出现无痛性肿块，局部可触及波动和轻压痛，或肿块穿破皮肤形成经久不愈的窦道，应首先考虑胸壁结核。包块穿刺抽出无臭味脓汁或混有干酪样物质，涂片及细菌培养阴性，多可确诊。已形成胸壁窦道者，取窦道肉芽组织活检，常能证实有结核病变。X线检查除可发现肺结核、胸膜结核病变外，尚可发现肋骨或胸骨骨质破坏及软组织阴影。若无骨质破坏或仅有肋软骨破坏，X线检查可无异常发现，因此，X线检查阴性亦不能排除胸壁结核的诊断。对胸壁结核患者应注意脊柱检查及摄片，以排除脊柱结核所致的脓肿。

胸壁结核因其窦道曲折，分支多，病变范围广，所以较难确诊。有的病灶在背侧上方，而脓肿或窦道口可在前胸、腋下，甚至胸骨旁，即使造影亦难以显示脓肿或窦道的全部范围。

六、鉴别诊断

①化脓性胸壁脓肿：局部有急性炎症表现，并常伴有全身感染症状，病程较短且于脓液中多可查到化脓菌。

②脊柱结核及脊柱旁脓肿：脊柱 X 线或胸部 MRI 检查即可确诊。

③外穿性结核性脓胸：包块经穿刺后，可见明显缩小，不久又可迅速隆起。胸部 X 线检查即可确诊。

④乳房结核：一般位于女性胸大肌浅部或前胸壁乳房处。临床上较少见。

⑤胸壁肿瘤：常见的胸壁肿瘤有软骨瘤、软骨肉瘤、纤维肉瘤、神经纤维瘤及海绵状血管瘤。

⑥肋软骨病：多见于青年女性，病变常累及一侧或双侧的第 2 ～ 第 4 肋软骨，受累的肋软骨明显隆起，压痛较轻，可行局部注射可的松 50 mg 封闭，如保守治疗无效可考虑手术切除。

⑦放线菌病：为一慢性、化脓性病变，常形成肉芽肿，易向邻近组织扩散，不受解剖屏障的限制，如溃破可形成多发性窦道，对抗生素特别是青霉素敏感。

七、治疗

（一）治疗原则

胸壁结核治疗包括全身治疗、局部治疗和手术治疗三种。

全身治疗基本原则：早期、联合、适量、规则、全程应用抗结核药物；

局部治疗基本原则：胸壁寒性脓肿合并细菌感染时，宜行局部治疗，早期切开引流；

手术治疗基本原则：寒性脓肿较大、胸壁组织破坏广泛或窦道溃烂已形成则需手术治疗。

（二）全身治疗

胸壁结核是全身结核的一部分，在病情尚未稳定、其他部位有活动性结核病变时，暂不手术，给予正规抗结核治疗 3 ～ 6 个月后复查，全身结核性脓毒血症基本控制后再考虑手术治疗。

（三）局部治疗

胸壁结核合并细菌感染时，行脓肿切开引流。无合并细菌感染时，不应切开引流，行无菌穿刺抽脓后局部注射抗结核药物。每周穿刺 1～2 次，部分患者可治愈。

（四）手术治疗

1. 手术指征

胸壁结核诊断成立，无论是胸壁结核脓肿或慢性窦道，只要病情稳定，无身体其他部位活动性病变，应行彻底的病灶清除术。

2. 术前准备

①已存在混合感染或脓肿已溃破，需进行胸壁结核病灶清除，术前原则上先切开引流，换药使局部的炎症消退。

②术前用抗结核药（链霉素、异烟肼）治疗 2～4 周，以防手术造成结核播散。

③有瘘孔者术前应加用青霉素治疗。

④结核患者常处于高消耗，代谢呈负氮平衡，机体抵抗力差，应给予包括纠正贫血、补充热量、适当补充维生素、纠正电解质紊乱的治疗。

⑤做好其他并发症的准备。a. 多部位结核，包括脊柱结核、肺结核、颈淋巴结结核等，主要看这些部位的结核对脏器功能的损害和结核的控制情况，分清轻重缓急，确定外科治疗的先后顺序；b. 糖尿病患者应注意控制血糖；c. 合并心脏病患者应控制血压，降压不宜太快，幅度不能太大，以免影响重要脏器的血供。

⑥在明确诊断并确定手术适应证后制定手术预案，包括麻醉的选择、体位、切口设计、手术方式、手术中的困难和解决方案，做出全面周密的安排。

3. 手术方法

彻底病灶清除术。

4. 手术步骤

①体位：按病灶部位采取仰卧位或侧卧位，病灶部位向上。

②切口：以脓肿为中心，沿肋骨走向做皮肤切口。如有窦道或局部皮肤累及，可做梭形切口，切除窦道和累及皮肤。

③切除浅层脓肿：一般胸壁冷脓肿分为浅层及深层两部分。手术原则是浅层脓肿应彻底切除；深层脓肿应刮除病灶，切除覆盖脓腔的组织，以利填充肌瓣。

作浅层脓肿切除时，在切开皮肤并皮下分离至适当大的范围后，切开肌层，将脓肿自肌层分离至肋骨平面的浅、深脓腔交接处，将浅层脓肿壁全部切除。

④清除深层脓肿病灶：用探针沿窦道探查肋骨内面的深层脓腔，将受累的肋骨和遮盖脓腔的肋骨、骨膜、肋间肌充分切除，显露脓腔底部；然后，将底部的干酪样坏死组织和肉芽组织刮除。

⑤缝合切口：用生理盐水冲洗局部，将链霉素粉撒于残腔内。根据残腔大小，再将附近肌肉分离成瓣，转移充填空腔，用细肠线将肌瓣缝合固定在腔底。最后缝合皮肤，切口加压包扎。术前有窦道者，宜放胶皮片引流。

5. 术中注意事项

①脓腔切开前，用无菌巾保护切口，避免脓液污染健康的组织。切开脓腔时需吸尽脓液，清除干酪样物。

②彻底清除受累的胸壁组织，包括皮肤、皮下组织、已破坏的无骨膜的死骨、部分肋骨、肋软骨。

③胸壁结核的窦道有时有两个脓腔相通，也有一个脓腔发出多个窦道，手术中应仔细探寻窦道及深部的哑铃形脓肿，如果窦道位于肋骨下面，可能存在小的脓腔，彻底刮除所有的窦道、脓腔及肉芽组织，防止复发。位于脓腔上面的肋骨也需彻底切除，使脓腔完全敞开，不留任何残腔。

④创面彻底止血，并用大量生理盐水冲洗，也可再用5%的碳酸氢钠液冲洗浸泡；创面缺损较大用邻近肌瓣填塞，常用胸大肌、胸小肌、前锯肌、腹外斜肌、背阔肌及斜方肌等。

⑤胸壁结核可与肺及胸膜病变相同，为防止复发，术中通常需进胸清除肺及胸膜病变。

⑥在清除脓腔深层时，应十分小心，以免切破胸膜，造成气胸，污染胸腔。

6. 术后观察及处理

（1）一般处理

①术后局部加压包扎2周；根据伤口渗血情况决定引流管的拔除时间，一般可在术后1～2天后取出。

②全身抗结核治疗半年以上。

③预防肺部并发症，术后应用抗生素，尽早下床活动。

（2）并发症的观察及处理

①皮下血肿：术中止血不彻底、引流不畅或加压包扎过松可引起血肿，如术后早期出现持续低热、切口疼痛、切口触及硬结及皮肤瘀斑等，应考虑血肿可

能。小的血肿可自行吸收，不需特殊处理。不能吸收的大块血肿可穿刺抽血或开放引流。如有活动性出血应重新结扎止血后缝合切口。

②皮瓣缺血坏死：由于皮肤切除过多，皮下组织游离过广，皮瓣缺乏足够的血供及加压过紧而导致皮瓣坏死。早期皮肤切缘苍白无出血点或缝合皮肤张力过大，再发展可见皮肤边缘逐渐发黑，与正常皮肤分界明显。发生皮瓣坏死时，待边界清楚后切除坏死部分，保持创面清洁。小的创面无须植皮，大的创面需转移皮瓣或植皮。

③切口裂开：患者全身情况差，结核控制不满意，病灶清除不彻底，皮肤及皮下污染重均可导致切口愈合难。患者拆线时或拆线后切口逐渐裂开，或突然咳嗽时发生切口敷料渗出淡红色血液。皮肤裂开后尽量清除切口内异物，待创面干净后可行二期缝合。同时加强营养支持。

④切口感染：一般术后 3 天后出现切口疼痛，伴发热，血象显示白细胞计数及中性粒细胞增加，提示切口感染可能。尽早拆除缝线充分引流，定时换药。

⑤肌瓣坏死：术后切口渗出物及渗液较多、体温不正常者，有感染征象考虑肌瓣坏死的可能。应尽早引流，清除无生机的肌肉组织，保持创面干净。

⑥结核复发：术后在抗结核治疗过程中仍有结核的全身中毒症状，未发现其他部位的结核病灶，胸壁原手术部位出现红肿疼痛等情况时诊断为复发。确诊后需再次手术。

第四节　胸壁肿瘤

胸壁肿瘤是指除皮肤、皮下组织及乳腺以外，发生在胸壁骨骼及软组织的肿瘤。胸壁肿瘤分为原发性和继发性两类，发病情况各占一半。原发性胸壁肿瘤，可分为良性和恶性两类。恶性肿瘤来源于胸壁软组织，如纤维肉瘤、神经纤维肉瘤、血管肉瘤及横纹肌肉瘤等；来源于胸壁骨及软骨，如骨肉瘤、软骨肉瘤、Ewing 肉瘤、骨软骨肉瘤、骨髓瘤等。良性肿瘤来源于胸壁软组织，如脂肪瘤、纤维瘤、神经纤维瘤及神经鞘瘤等；来源于胸壁骨及软骨，如骨纤维瘤、软骨瘤、骨软骨瘤、骨囊肿及骨纤维结构不良等。继发性胸壁肿瘤多为转移性骨骼及软组织肿瘤，以及邻近的乳腺、膈及纵隔的原发肿瘤直接侵犯胸壁。

一、临床表现及诊断

临床表现取决于肿瘤部位、大小、生长速度及对邻近器官的压迫程度，最常见的症状是胸壁包块和局部疼痛。良性肿瘤生长缓慢，除在胸壁查到包块外，一般无症状。肿瘤生长速度快，且有严重持续疼痛者多为恶性，或良性肿瘤有恶性变的征兆。诊断主要依据病史、症状、体征和肿块的特点，并结合以下辅助检查。

（1）实验室检查

肋骨骨髓瘤患者尿本周蛋白阳性；有广泛骨质破坏的恶性肿瘤，血清碱性磷酸酶增高有助于诊断。

（2）X线检查

可显示胸壁软组织影。肿块位于胸骨或软组织块影伴骨质破坏者，多为恶性肿瘤。良性肿瘤随访中出现生长速度增快，往往是恶性病变的表现。某些胸壁肿瘤有特定的X线特征：①骨肉瘤表现为骨质广泛破坏、放射状新骨形成。②软骨肉瘤表现为肋骨破坏，伴有点状或片状钙化灶。③Ewing肉瘤表现为骨质破坏，皮质增厚，骨膜骨质增生，形成层状结构，出现所谓"洋葱皮"样影像。④骨或软骨瘤表现为高密度影其间有点片状骨质形成，但无骨质破坏。⑤肋骨巨细胞瘤表现为肋骨局部膨大，变窄，内有骨梁，呈皂泡样透亮区，骨皮质薄如蛋壳。⑥骨纤维结构不良表现为肋骨局限性膨大、疏松，膨大的骨质内为密度较均匀的纤维组织。

（3）CT检查

可以判断瘤体的部位、大小、范围及转移情况。

（4）MRI检查

可明确瘤体与神经、血管的关系，并可从不同层面观察肿瘤，但在评价肺实质内转移性病灶方面精确度不如CT检查。

（5）组织活检

虽然胸壁肿瘤的临床及X线特征对诊断具有重要意义，但是定性诊断仍依赖于组织活检。值得注意的是，有些肿瘤如软骨肉瘤，部分瘤体组织可表现为良性，而另一部分则为恶性，故完整切除肿瘤组织活检，即施行组织活检的同时完成对肿瘤的治疗，优于切开活检或穿刺活检。

二、治疗

（一）治疗原则

除Ewing肉瘤及来源于淋巴组织的肿瘤可行放疗、化疗等综合治疗外，不论良性或恶性的原发胸壁肿瘤，一经确诊均应及时行手术治疗，既能明确诊断又能切除病灶。继发性肿瘤多属肿瘤晚期，不适合外科治疗，但在原发灶得到有效控制，出现胸壁单发孤立转移灶时，也可考虑手术切除。

（二）手术治疗

1. 术前准备

①做好胸壁重建准备。

②给予有效的抗感染治疗以控制局部感染。

③对慢性支气管炎患者，术前应给予足量抗生素。

④对生长迅速的恶性肿瘤，术前最好行放疗或化疗，控制肿瘤生长后再行手术。

2. 手术要点

（1）胸壁肿瘤切除术

①胸壁恶性肿瘤应行广泛切除，包括完整切除肿瘤周围至少 4 cm 的正常胸壁及该区域的引流淋巴结，切除所有受累的骨骼及紧贴肿瘤的肺、胸腺及心包组织。若肿瘤位于肋骨，则应切除整根受累的肋骨及其肋骨骨膜，还应部分切除与其相邻的上、下数根肋骨；若肿瘤位于前胸壁，则应切除受累的肋弓；若肿瘤位于胸骨，则应完整切除胸骨及与之相邻的肋弓。切缘应超过肿瘤边缘至少 4 cm。②胸壁转移肿瘤、良性肿瘤以及某些恶性程度低的原发肿瘤，应在肿瘤边缘外 2 cm 整块切除胸壁。

（2）胸壁重建术

切除肿瘤后，若切口无污染，均应行胸壁重建，包括骨性胸廓重建和软组织重建。①一般认为，对可引起气胸的全胸壁骨性缺损必须施行胸壁重建。直径小于 5 cm 的胸壁缺损一般不需重建手术，然而位于肩胛骨尖端附近的缺损，即使直径小于 5 cm，为了避免上肢运动时肩胛骨尖端进入胸腔，也应行重建手术修复缺损。而位于高位后壁、直径小于 10 cm 的缺损，由于肩胛骨的保护作用，无须重建骨性胸廓。曾行放疗的患者，全胸壁切除后无须重建骨性胸廓，因为肺已与脏层胸膜粘连，所以不会发生气胸。重建骨性胸廓除放疗坏死伤口或肿瘤污染伤口外，最好用人工材料，如 Polene 网、Gore-Tex 补片等。其中，Gore-Tex 补片因其不透水、不透气的特性，重建效果更好。②对较小的胸壁缺损，可用邻近肌肉加以覆盖。部位较低的缺损，可用膈肌修补，必要时可压搓膈神经分支使部分膈肌瘫痪膨出，然后将其缝于缺损处加固胸壁。若有胸膜粘连增厚，可将肺缝于缺损处进行修补。对较大胸壁软组织缺损，可采用肌瓣、肌皮瓣修复，常用的有背阔肌、胸大肌、腹直肌及前锯肌。大网膜也可用于修补缺损，或在肌瓣修复失败时使用。

3. 术后处理

①手术部位适当加压包扎，防止积液及感染。

②合理应用抗生素。

③加强呼吸道护理，鼓励患者有效地排痰。

④必要时行气管切开和辅助呼吸。

第八章　纵隔疾病诊疗

第一节　原发性纵隔肿瘤

一、畸胎类肿瘤

畸胎瘤和畸胎皮样囊肿统称为畸胎类肿瘤，为遗留于纵隔内的残存胚芽和迷走的多种组织所发生的肿瘤，在纵隔肿瘤中最为常见。畸胎瘤为来自两个或三个胚层组织的实体瘤，肿瘤内可有皮肤、毛发、肌肉、骨和软骨、牙齿、各种腺体组织，有的甚至含有部分发育不完整的器官。畸胎皮样囊肿为囊性肿瘤，常以外胚层组织为主，亦可见中胚层、内胚层组织。畸胎瘤和畸胎皮样囊肿大多为良性，恶性只占 10% 左右。

（一）临床表现及诊断

畸胎瘤多位于前纵隔，仅少数位于后纵隔。肿瘤较小时多无明显症状。肿瘤增大时，则产生压迫及侵犯邻近组织的症状。常见有胸闷、胸痛、咳嗽、气促及发热等。若肿瘤穿入支气管或肺，可咳出皮脂样物和毛发；穿破胸膜腔，则造成胸腔积液和胸腔感染；穿破心包则导致心包积液等。X 线检查主要表现为前纵隔内圆形或椭圆形块影，多向一侧突出；肿瘤较大或巨大者，可占据中纵隔及后纵隔，甚至突向胸腔。肿瘤的长轴多与身体的长轴平行，阴影密度多不均匀，有的呈分叶状或结节状。可有钙化影，但通常对诊断帮助不大，因钙化也可发生于其他类型的前纵隔肿瘤，如胸腺瘤、胸内甲状腺肿等。若肿瘤内发现牙齿或（和）成熟的骨组织影，即可确诊。CT 检查可判断肿瘤是实质性的还是囊性的，尚可发现肿瘤有无外侵及淋巴结肿大，有助于进一步诊断。

（二）治疗

主要是手术治疗。早期手术易于切除。若肿瘤继发感染或恶变，手术难度明显增大，甚至难以切除。对肿瘤穿破肺和支气管者，应同时做病肺切除或支气管修复；若为畸胎皮样囊肿，对粘连致密的囊壁，不必强行切除，以免损伤重要结构，可用苯酚（石炭酸）等破坏黏膜。肿瘤侵犯大血管，可行姑息性切除；若系恶性畸胎瘤，术后应行放疗、化疗等综合治疗。

二、神经源性肿瘤

神经源性肿瘤占纵隔肿瘤的 15%～30%。大部分为良性，主要为神经鞘细胞瘤、神经纤维瘤及神经节细胞瘤。恶性较少见，主要为神经纤维肉瘤和神经母细胞瘤。儿童恶性神经源性肿瘤发病率高达 50%，而成年人则在 10% 以下。

（一）临床表现及诊断

大多无症状，常在胸透或 X 线胸片检查时发现。部分患者有咳嗽，胸、背疼痛，四肢麻木等症状，持续而剧烈的疼痛多为恶性表现。良性哑铃状神经源性肿瘤一部分位于椎管内，可压迫脊髓引起瘫痪。少数患者有特殊的临床表现，如神经纤维瘤可伴发全身多发性纤维瘤；副神经节瘤和神经母细胞瘤产生的儿茶酚胺可致严重发作性高血压，患者表现为头痛、出汗、心悸等；神经节细胞瘤和神经母细胞瘤产生的血管活性多肽造成腹胀和严重水样泻等。颈交感神经节受累，可出现霍纳综合征。X 线检查可发现后纵隔有密度均匀、边缘光滑的圆形或椭圆形肿块影。肿瘤可使邻近肋骨受压变薄，出现肋骨压迹，肋骨头被推向上移位或肋脊柱关节脱位，肿瘤可使椎间孔变大。无论有无脊髓压迫症状均需行 CT 扫描或 MRI 检查，对确定肿瘤是否侵入椎管内有重要帮助。

（二）治疗

应手术切除肿瘤。体积较小的良性神经源性肿瘤可在电视胸腔镜下切除；对包膜不完整者，切除范围应扩大。瘤体巨大时可穿刺抽出其中液化的物质或分块切除。对于突向椎管内的哑铃状肿瘤应与神经外科医生合作完成手术，先切除椎管内部分，再切除胸内部分。术中彻底止血，避免发生椎管内血肿。恶性神经源性肿瘤术后可行放射治疗。

三、胸腺瘤

胸腺瘤是常见的纵隔肿瘤，大多位于前上纵隔，胚胎期膈肌下降时将部分胸腺组织带至下纵隔，因而部分肿瘤也可位于前下纵隔，位于后纵隔者甚为少见。多发于 20～50 岁，20 岁以前少见。

（一）病理

起源于胸腺上皮细胞，胸腺瘤由胸腺上皮细胞和淋巴细胞组成。按细胞种类，可分为四种类型：①上皮细胞型以形成哈氏小体的网状上皮细胞为主。②淋巴细胞型以淋巴细胞即胸腺细胞为主。③混合型兼有上述两种细胞。④梭形细胞型为上皮细胞型的一个亚型。

（二）临床表现

胸腺瘤患者可无症状，多在 X 线检查时发现。胸部钝痛、气短及咳嗽是最常见的症状。若出现剧烈疼痛、上腔静脉阻塞综合征、膈肌麻痹、声音嘶哑等提示肿瘤已有广泛外侵。约 1/3 的患者有两种或两种以上的伴随疾病。这些伴随疾病，绝大多数与自身免疫有关。常见的伴随疾病有重症肌无力、单纯红细胞再生障碍性贫血、免疫球蛋白缺乏、系统性红斑狼疮等。X 线片显示前上纵隔边缘清晰锐利或呈分叶状的圆形或椭圆形块影，侧位片上密度较淡，轮廓不太清晰，即应考虑此病。通过 CT 或 MRI 检查有助于了解肿瘤的大小及外侵程度。

（三）诊断

胸腺瘤的良恶性诊断，单靠组织学检查尚难以判定。应结合手术中所见，肿瘤包膜完整者为良性，亦称为非侵袭性胸腺瘤；包膜受侵，侵及邻近脏器或有转移，则为恶性，亦称为侵袭性胸腺瘤。若组织学发现细胞有异质性改变则为胸腺癌。无外侵或包膜完整的胸腺瘤术后仍有复发的可能，应予以重视。因传统的组织学分型不能确定肿瘤的良恶性，更不能判断预后，所以，对临床的指导意义不大。目前临床大多采用 Muller-Hermelink 分类法，并根据上皮细胞形态及淋巴细胞与上皮细胞的比例进行分类，将胸腺瘤分为 A、B、AB 三型。A 型胸腺瘤由梭形上皮细胞构成，不含非典型肿瘤细胞或肿瘤淋巴细胞；B 型胸腺瘤由圆形上皮样细胞组成；AB 型为两者的混合表现，与 A 型相似，但含肿瘤淋巴细胞。根据上皮细胞成比例地增加和非典型肿瘤细胞的出现，又将 B 型胸腺瘤分成三种亚型，即 B1 型、B2 型、B3 型。所有的胸腺癌均为 C 型。在分期方面，Massaoka 将胸腺瘤病理分为四期。其中 I 期有完整包膜，镜下包膜无肿瘤细胞浸润；II 期肿瘤浸润包膜、纵隔脂肪或纵隔胸膜；III 期侵及心包、大血管或肺；IVa 期胸膜和心包转移；IVb 期远处转移。I 期为良性胸腺瘤，II 期及以上为恶性。

（四）治疗

胸腺瘤一经发现，应及早手术切除，并彻底切除肿瘤及胸腺组织，包括纵隔内脂肪组织。不能手术切除、切除不彻底或术后复发的病例，可行放疗、化疗及免疫治疗等综合治疗。合并重症肌无力者应按重症肌无力治疗。

四、胸内甲状腺肿

胸内甲状腺肿大多数是单纯性甲状腺肿，偶尔为甲状腺腺瘤。占甲状腺疾病发病率的 9% ～ 15%，占纵隔肿瘤发病率的 5.3%，多位于前纵隔。胸内甲状腺肿有两个来源：①颈部的甲状腺肿向下延伸、扩展或坠入；②极少数为胚胎发育期遗留的迷走甲状腺组织发展成为甲状腺肿，与颈部甲状腺无明显关系，其血供来自胸内。

（一）临床表现及诊断

本病多为良性，生长缓慢，多无症状，部分患者有胸闷、胸胀，或甲状腺功能亢进（甲亢）表现。瘤体增大时可出现相应的压迫症状，压迫气管出现呼吸困难、喘鸣；压迫上腔静脉引起上腔静脉阻塞综合征；压迫食管引起吞咽困难。X 线检查见前上纵隔圆形或椭圆形致密阴影，随吞咽上下活动，向一侧或两侧突出，上缘可延伸至颈部，部分病例有钙化。CT 检查能更清楚地显示肿块的大小及与周围组织的关系，MRI 检查也能了解肿块与周围大血管的关系，有助于与血管瘤鉴别。放射性核素 ^{131}I 检查，对诊断有无甲状腺功能亢进和胸内甲状腺肿均有帮助。

（二）治疗

应手术摘除，继发甲亢者，术前应给予抗甲状腺药物控制甲亢，对肿瘤位置较高、体积不大者，可经颈部切口完成；体积较大、位置深，宜采用胸骨正中劈开切口，术中应避免喉返神经损伤，若有气管软化，可在气管内置 T 形管支撑 6 个月至 1 年，或将气管软化部外壁用肋骨片作为支架，将软化气管壁固定在肋软骨片上，数月后气管自然硬化。

第二节　重症肌无力

重症肌无力（Myasthenia gravis，MG）是累及神经肌肉接头处突触后膜乙酰胆碱受体，主要由乙酰胆碱受体抗体介导，细胞免疫依赖，补体参与的自身免疫性疾病。其患病率为77万～150/100万，患者的男女比例为2：3。各年龄均可发病，儿童1～5岁居多。

一、病因病机

病因目前尚不完全清楚，多数认为胸腺在MG发病中起着重要作用。其主要依据有：①观察发现80%以上的MG患者伴有胸腺增生或胸腺瘤；②在MG患者的胸腺中发现有乙酰胆碱受体的所有组成成分和其他横纹肌抗原成分，这些自身抗原存在于胸腺中的肌样细胞内；③胸腺切除有肯定的疗效。临床研究发现在80%～90%的MG患者血清中可测出IgG类乙酰胆碱受体抗体，且突触后膜有IgG和补体成分沉积。MG患者有功能的乙酰胆碱受体减少，其原因可能是抗乙酰胆碱受体抗体与神经肌肉接头处的乙酰胆碱受体结合，阻止乙酰胆碱与其受体的结合，导致重症肌无力。

二、临床表现及诊断

主要临床特征是骨骼肌易疲劳或无力，随着病程发展受损肌肉可产生永久性无力。主要表现为变化不定的肌肉无力，一般晨起轻、活动后加重，可选择性地累及眼外肌及全身的骨骼肌。眼外肌受累表现为复视及眼睑下垂，可为单侧或双侧，甚至相交替出现。咬肌受累可出现咀嚼无力、吞咽困难、食物从鼻腔反流，部分患者可有语言含糊及鼻音重等。呼吸肌受累，可引起呼吸困难。Osserman根据临床表现分为以下四型：Ⅰ型，即单纯眼肌型，症状局限于眼部；Ⅱa型，轻度全身型，有全身症状但呼吸肌未受累；Ⅱb型，中度全身型，除全身症状更为明显外，呼吸肌有轻度受累；Ⅲ型，急性暴发型，患者迅速出现全身肌无力，并有明显的呼吸系统症状；Ⅳ型，晚期严重型，患者从单纯眼肌型或轻度全身型发展至严重型最少需要2年；其常伴有胸腺瘤，对药物治疗反应差，预后差。

三、治疗

（一）药物治疗

常用的药物有抗胆碱酯酶药、激素、免疫抑制剂及中药等。抗胆碱酯酶药尽管对原发病没有多大效果，但能改善重症肌无力症状。其主要是通过减少运动终板乙酰胆碱水解而起作用。溴吡斯的明、新斯的明均为临床常用药，溴吡斯的明作用时间较长，多用于临床治疗；新斯的明起效快，作用时间短，多用于围术期或紧急情况下治疗使用。这种药物有效剂量变化大、因人而异，且有效剂量与中毒剂量范围较窄，需仔细观察才能获得疗效佳、副作用小的药物用量。若用药量不足可能发生"肌无力危象"，用药剂量偏多又可发生"胆碱能危象"，这两种危象难以区别时，可在呼吸机支持下，停用抗胆碱酯酶药物，直至患者体内药物排尽后再重新调整药量。对于抗胆碱酯酶药无效或不能耐受者可用激素或免疫抑制剂硫唑嘌呤治疗。中药治疗亦有一定效果。

（二）血浆置换治疗

MG 患者血清乙酰胆碱受体抗体（AchRAb）含量增高，且随病情变化而波动。病情加重时抗体滴度可上升，病情缓解则可能下降。对 MG 患者采用血浆置换治疗，可迅速降低血液中的 AchRAb 含量，减轻抗体对突触后膜的封闭，改善临床症状，使常规药物治疗无效的重症患者症状得到缓解。血浆置换常用于帮助患者脱离呼吸机或作为严重患者胸腺切除的术前准备。因这一方法费用较贵，并发症多，所以不能作为常规治疗方法。

（三）外科治疗

胸腺切除是公认治疗重症肌无力的有效手段。术后症状完全缓解或部分缓解者可高达 80% ～ 90%。有下列情况可行胸腺切除：①采用抗胆碱酯酶药物治疗效果不佳或剂量不断增加；②反复发生肺部感染导致 1 次以上肌无力危象或胆碱能危象；③育龄期妇女要求妊娠；④伴有胸腺瘤者。手术患者应做好围术期处理，掌握用药规律，严重者可先行血浆置换，病情稳定后立即手术。单纯 MG 胸腺或胸腺瘤长于 3 cm 者，可行电视胸腔镜手术。术后应积极防止感染、胆碱能危象和肌无力危象发生。

参考文献

［1］陈瑜.现代心胸外科治疗学［M］.长春：吉林科学技术出版社，2019.

［2］段东奎，黄向东，赵吉星，等.现代心胸外科治疗学［M］.郑州：河南大学出版社，2021.

［3］郭立新，刘达兴，王强，等.心胸外科手术技术与要点［M］.北京：科学技术文献出版社，2019.

［4］郭亮.临床心胸外科诊疗实践［M］.天津：天津科学技术出版社，2018.

［5］韩雅玲，张健.心脏病学实践［M］.北京：人民卫生出版社，2017.

［6］蒋良双，叶晓锋，姚达，等.心胸外科临床诊断与治疗［M］.北京：科学技术文献出版社，2019.

［7］雷光焰，饶新辉，周建平.实用心胸外科学与手术精要［M］.上海：上海交通大学出版社，2019.

［8］林建军，鲍传明，曾丽，等.临床心胸外科疾病诊治学［M］.武汉：湖北科学技术出版社，2018.

［9］刘洪涛，王宪德，李俊，等.心胸外科学理论与临床实践［M］.北京：科学技术文献出版社，2019.

［10］刘泉，赵俊涛，王喜明，等.临床心胸外科学［M］.长春：吉林科学技术出版社，2017.

［11］彭俊，吴祖凯，宁成栋，等.临床心胸外科疾病诊断与治疗［M］.北京：科学技术文献出版社，2018.

［12］亓志玲，王宇，李智勇，等.心胸外科疾病诊疗思维［M］.长春：吉林科学技术出版社，2018.

［13］汪毅，王俊峰，张健.心胸外科手术学精要［M］.上海：上海交通大学出版社，2017.

［14］王为新，刘斌，潘丽，等.临床心胸外科疾病治疗［M］.北京：科学技术文献出版社，2020.

［15］翟波，徐向东，王俊杰，等.现代心胸外科疾病诊断与处置［M］.长春：吉林大学出版社，2019.